新型冠状病毒肺炎
产科防护手册

主　编　冯　玲　陈素华

副主编　曾万江　邓东锐

编　者　（以姓氏笔画为序）

王少帅　乌剑利　邓东锐　冯　玲

刘海意　刘燕燕　杨凌艳　肖　娟

吴媛媛　余　俊　张　莹　陈　琢

陈素华　林星光　查　莹　龚　洵

曾万江

（华中科技大学同济医学院附属同济医院）

人民卫生出版社

图书在版编目（CIP）数据

新型冠状病毒肺炎产科防护手册 / 冯玲，陈素华主编. —北京：人民卫生出版社，2020.3
ISBN 978-7-117-29835-3

Ⅰ. ①新… Ⅱ. ①冯…②陈… Ⅲ. ①孕妇 – 日冕形病毒 – 病毒病 – 肺炎 – 预防（卫生）– 手册②产妇 – 日冕形病毒 – 病毒病 – 肺炎 – 预防（卫生）– 手册 Ⅳ. ①R563.101-62 ② R715.3-62

中国版本图书馆 CIP 数据核字（2020）第 032275 号

新型冠状病毒肺炎产科防护手册

主　　编： 冯　玲　陈素华
出版发行： 人民卫生出版社（中继线 010-59780011）
地　　址： 北京市朝阳区潘家园南里 19 号
邮　　编： 100021
E - mail： pmph @ pmph.com
购书热线： 010-59787592　010-59787584　010-65264830
印　　刷： 保定市中画美凯印刷有限公司
经　　销： 新华书店
开　　本： 889 × 1194　1/32　　**印张：** 5
字　　数： 139 千字
版　　次： 2020 年 3 月第 1 版　2020 年 3 月第 1 版第 1 次印刷
标准书号： ISBN 978-7-117-29835-3
定　　价： 38.00元
打击盗版举报电话：010-59787491　E-mail：WQ @ pmph.com
质量问题联系电话：010-59787234　E-mail：zhiliang @ pmph.com

前 言

2019 年 12 月以来,湖北省武汉市陆续发现了多例不明原因的肺炎患者。2020 年 1 月 7 日,中国疾病预防控制中心证实,该肺炎是由一种新型冠状病毒所引起。2020 年 2 月 12 日,世界卫生组织宣布新型冠状病毒引起的疾病正式名称为:2019 冠状病毒病(corona virus disease 2019,COVID-19)。我国国家卫生健康委员会将由新型冠状病毒感染引起的肺炎,暂命名为新型冠状病毒肺炎(novel coronavirus pneumonia,NCP),简称“新冠肺炎”。2020 年 2 月 21 日,国家卫生健康委员会发文将“新型冠状病毒肺炎”的英文名称修订为“COVID-19”。随着疫情蔓延,我国其他地区及境外相继发现此类病例,个别地区发现无武汉旅行史病例,截止到 2020 年 3 月 5 日 24 时,全国累计确诊新型冠状病毒肺炎 80 552 例、现有疑似 482 例,死亡 3 042 例,病死率 3.78%。新型冠状病毒是已知的第七种可引起人类呼吸系统感染的冠状病毒,该病毒感染主要表现为发热、干咳、气促、外周血白细胞一般不高或降低、胸片有炎症性改变等,主要以肺部病变为主。该病已被纳入《中华人民共和国传染病防治法》规定的乙类传染病,采取甲类传染病的预防、控制措施。

2020 年 2 月 19 日,国家卫生健康委员会发布了《新型冠状病毒感染的肺炎诊疗方案(试行第六版)》,在流行病学特点中增加了在相对密闭的环境中长时间暴露于高浓度气溶胶情况下存在经气溶胶传播的可能。该版诊断标准未区分湖北省外和湖北省内。

孕妇处于特殊免疫耐受状态，加之妊娠中晚期潮气量的增加、增加肺内气体的过滤量；妊娠晚期腹压增加、膈肌上抬，胸腔容积缩小；分娩期疼痛导致孕产妇过度通气；终止妊娠后腹压减小、子宫收缩、组织间液回流等因素会导致大量血液流向内脏，可致产妇血流动力学发生急剧变化，有相关基础疾病者易发生急性心功能衰竭，继发肺循环障碍，加重缺氧；孕产妇特殊的排泄物，如呕吐物、羊水、阴道分泌物、产后恶露等可能会增加病毒传播的风险，这些会增加孕产妇的防护难度，亟须精细化管理。

孕产妇是该病毒的易感人群。国内已有多例孕妇感染确诊病例，据不完全统计，截止到 2020 年 2 月 18 日，我国确诊孕产妇感染病例 124 例，涉及整个孕期，以孕晚期居多。基于我们的救治经验，妊娠合并新型冠状病毒肺炎无论是疑似或确诊病例的诊疗方案，必须兼顾母儿双方情况。2020 年 1 月 29 日，我们发布了《华中科技大学同济医院 - 新型冠状病毒感染的肺炎流行期间孕产妇及新生儿管理指导意见（第一版）》，2020 年 2 月 8 日，根据疾病临床特点及诊疗进展，结合救治经验，对第一版进行了更新，发布了《华中科技大学同济医院 - 新型冠状病毒感染的肺炎流行期间孕产妇及新生儿管理指导意见（第二版）》，对广大产科医务工作者和孕产妇起到了很好的指导作用。

在这场没有硝烟的人与病毒的抗争中，需找到和控制传染源、切断传播途径。对于患者要做到：早诊断、早治疗，应收尽收、应治尽治，我们做到了或正在做到。孕产妇作为特殊人群，在预防、诊断、治疗等方面较普通人群有更多的不同和未知性，也就面临更大的挑战。疫情流行期间产科医护人员如何诊治？孕产妇如何防护？何时产检？居家时如何监测母儿状况？如何利用互联网 + 进行线上咨询？何时就诊？哪里就诊？何时分娩？什么方式分娩？去哪些医院分娩？有没有最实用的攻略？《新型冠状病毒肺炎产科防护手册》将会答疑解惑，本书是适合产科医护人员的工具书，也可为广大孕产妇提供参考。本书出版之际，恳切希望广大读者在阅读过程中不吝赐教，欢迎发送邮件至邮箱 renweifuer@pmph.com，或扫描封底二维码，关注“人卫妇产科学”,对我们的工作予以批评指正,以期再版修订时进一步完善,更好地为大家服务。

让我们携起手来,科学管理,共克时艰,保母婴安全,迎最后胜利!

冯 玲

2020 年 3 月 6 日

目录

第一章

新型冠状病毒生物学特点

1937 年，人类首次从禽类分离出冠状病毒(coronavirus，CoV)。1965 年，Tyrrell 等将普通感冒患者鼻冲洗液接种到人胚气管细胞，检测到病毒增殖，在电子显微镜下观察其表面有形似皇冠的棘突而被命名为冠状病毒。CoV 是一种有包膜(或囊膜)的正链线性 RNA 病毒，也是一种最大的 RNA 病毒，是人类和脊椎动物的重要病原体，可感染人、畜、禽、蝙蝠、小鼠等多种野生动物的呼吸道、胃肠道、肝脏和中枢神经系统。CoV 在过去二十年中造成了两次流行病的大规模暴发，即 2002 年严重急性呼吸系统综合征(severe acute respiratory syndrome，SARS)和 2012 年中东呼吸系统综合征(Middle East respiratory syndrome，MERS)，CoV 从动物传播给人类的可能性得以证实。CoV 属于冠状病毒科的冠状病毒亚科，该亚科包括甲、乙、丙、丁(α，β，γ 和 δ)四个属。

2019 年 12 月，中国武汉先后出现了多例不明原因肺炎患者，其中有些患者的临床表现类似于 SARS。对部分患者呼吸道样本进行病毒分离和核酸检测，确定其病原为一种新型冠状病毒(2019 novel coronavirus，2019-nCoV)，世界卫生组织(WHO)随后将其更名为 SARS-CoV-2，由其引起的具有高度传染性的疾病，被称之为 19 冠状病毒病(2019 coronavirus disease，COVID-19)。国家卫生健康委员会在2020年2月21日颁布的国卫医函[2020]70号文件明确说明:将“新型冠状病毒肺炎”英文名称修订为“COVID-19”,与WHO命名保持一致,中文名称不变。SARS-CoV-2与17年前暴发的SARS冠状病毒极为相似。而且,相较于SARS来说,SARS-CoV-2具有更强的人传人特性,并迅速传播到各大洲的现象使得WHO将正在中国暴发的新型冠状病毒肺炎疫情宣布为国际关注的公共卫生突发事件。SARS-CoV-2与急性呼吸系统综合征冠状病毒(SARS coronavirus,SARS-CoV)和中东呼吸系统综合征冠状病毒(MERS coronavirus,MERS-CoV)相似但并不完全相同,都属于冠状病毒家族。SARS-CoV-2属于β属冠状病毒,有包膜,多形态,呈圆形或椭圆形颗粒,直径为60~140nm,其基因特征与SARS-CoV和MERS-CoV有明显区别。

武汉病毒研究所石正丽研究团队发现SARS-CoV-2序列与一种蝙蝠冠状病毒在全基因组水平上相似度高达96%,表明蝙蝠可能是该新型冠状病毒的自然宿主[1]。物种基因的差异使得存在于蝙蝠体内的祖病毒并不能有效利用人类易感细胞受体,因此从自然宿主传染给人类的可能性微乎其微。一般都需要通过在中间宿主体内“进化”以获得感染人的能力,结合人类易感细胞而感染人类。所以说,中间宿主的确定对于切断传染源起着决定性的作用。那么究竟什么动物是SARS-CoV-2的中间宿主呢?目前对于SARS-CoV-2的中间宿主研究尚存在争议,2020年1月24日,北京大学的一个课题组率先通过一种病毒宿主预测算法计算出水貂可能为SARS-CoV-2的中间宿主[2]。2月7日,岭南现代农业科学与技术广东省实验室与华南农业大学合作,通过病毒分离鉴定以及分子生物学检测方法发现从穿山甲中分离出的病毒株与目前感染人的毒株序列相似度高达99%,提示穿山甲可能是SARS-CoV-2的潜在中间宿主[3]。但是目前对于SARS-CoV-2的中间宿主学术界仍然众说纷纭,尚无定论。

通过对SARS-CoV和MERS-CoV的研究得知冠状病毒对紫外线和热敏感,56℃ 30分钟、75%乙醇、乙醚、含氯消毒剂、氯仿和过氧乙酸等脂溶剂均可有效灭活病毒。SARS-CoV-2是一种单股正链 RNA 病毒，RNA 在空气中是容易分解的，但是 SARS-CoV-2 外面包有一层蛋白外壳，相当于给病毒穿上了“盔甲”，增加了其在环境中的稳定性。由于病毒必须依赖于活体细胞才能存活和增殖，在体外的活性迅速降低，在光滑的物体表面如金属扶手或者电梯按键等，可以存活数小时，如果温度、湿度合适有可能存活达 5 天。SARS-CoV-2 主要是通过空气飞沫传播，可以是呼吸道直接吸入了含有病毒的飞沫，也可以是间接通过接触了带有病毒飞沫的物体，如桌面、门把手或电梯按钮等，又触摸了自己的口鼻或者眼睛而导致感染。还有一种就是病毒附着于空气中的小的颗粒物表面，形成气溶胶，在相对封闭的环境中长时间暴露于高浓度的气溶胶的情况下存在经气溶胶传播病毒的可能性。最近有专家组在新型冠状病毒肺炎感染患者的肛周和粪便中检测到 SARS-CoV-2 的核酸，虽然尚未找到粪 - 口传播的证据，但是不能排除存在粪 - 口传播的可能性。

SARS-CoV-2 主要是通过高度糖基化的同源三聚体棘突蛋白 S 进入宿主细胞。S 蛋白有 S1 和 S2 两个亚基，S1 形成棘突的头部，S2 组成棘突的柄部。S 蛋白历经结构变化将病毒融合进入宿主细胞的细胞膜，此过程包括病毒的 S1 亚基结合到宿主细胞受体血管紧张素转换酶 2（ACE2）上，引发三聚体不稳定性的发生，进而造成 S1 亚基脱落，暴露出位于 S2 亚基的融合区，与 S2 亚基形成高度稳定的融合结构，从而使 SARS-CoV-2 的 S 蛋白形成可以轻易与宿主细胞受体 ACE2 结合的空间构象。ACE2 集中分部在上呼吸道、Ⅱ型肺泡细胞以及肠道上皮细胞顶端的细胞膜上，这和冠状病毒感染部位十分吻合。研究表明，SARS-CoV-2 引发病毒感染的致病机制虽然与其他冠状病毒的致病机制类似，但传染性更强。美国 Jason S.McLellan 教授等通过分析计算得出，SARS-CoV-2 的 S 蛋白与 ACE2 的亲和力远高于 SARS-CoV 的 S 蛋白，相当于 SARS-CoV 的 10~20 倍以上[4]，进一步说明新型冠状病毒肺炎更容易发生人与人之间的传播。截止到 2020 年 2 月 21 日，全国新型冠状病毒肺炎确诊人数已超过七万例，也充分表明 SARS-CoV-2 的传染性明显强于 SARS-CoV。病毒一旦进入细胞内，就会在细胞内迅速扩增，生成更多的新病毒颗粒，释放后进一步感染周围正常细胞，进而引起人体的免疫细胞对感染病毒的细胞进行猛烈攻击，造成机体大量细胞的损害和多器官的功能障碍，严重时可以引起炎症风暴造成重症肺炎、肺水肿、急性呼吸窘迫综合征或多器官功能衰竭等而危及生命。

目前国内外科学家们正在努力对 SARS-CoV-2 的 S 蛋白进行深入解析，以期为进一步精确的疫苗设计以及抗病毒药物的研发提供重要的结构生物学基础，这将有利于促进全球对于新型冠状病毒肺炎相关医疗对策的制定。

（林星光　邓东锐）

参考文献

[1] Zhou P, Yang XL, Wang XG, et al.A pneumonia outbreak associated with a new coronavirus of probable bat origin.Nature, 2020.

[2] Qian Guo, Mo Li, Chunhui Wang, et al.Host and infectivity prediction of Wuhan 2019 novel coronavirus using deep learning algorithm.BioRxiv, 2020.

[3] Tommy Tsan-Yuk Lam, Marcus Ho-Hin Shum, Hua-Chen Zhu, et al.Identification of 2019-nCoV related coronaviruses in Malayan pangolins in southern China.BioRxiv, 2020.

[4] Daniel Wrapp, Nianshuang Wang, Kizzmekia S, et al.Cryo-EM structure of the 2019-nCoV spike in the prefusion conformation.BioRxiv, 2020.

第二章

孕产妇易感因素

2019 年末发生的新型冠状病毒肺炎，以其极强的传染性和隐蔽性，使其在武汉、湖北其他地区广泛传播，并波及全中国乃至各大洲。从历史经验来看，大多数病毒感染更容易发生于有基础疾病患者或者免疫功能低下的人群。2020 年 2 月 2 日，国家卫生健康委员会发布了《关于做好儿童和孕产妇新型冠状病毒感染的肺炎疫情防控工作的通知》，其中明确指出儿童和孕产妇是新型冠状病毒肺炎的易感人群，让大家开始把疾病的控制和预防聚焦于孕产妇这个特殊的群体。

妊娠是伴随着母体短期内迅速变化的生理过程，给妊娠妇女带来明显身体和心理上的改变。我们知道从妊娠早期开始，激素水平的迅速增加可导致胃肠道的充血、恶心、呕吐，进而造成营养的缺乏。情绪的波动也有可能影响孕妇的抵抗力，使其成为对抗疾病的弱势人群。随着孕周的增加，妊娠可引起母体多器官及系统的血流动力学改变，包括心排血量增加、水钠潴留、血容量增加、外周血管阻力与全身血压下降。其中血容量、心率、心排血量均上升 35%~50%，孕 32 周达高峰[1]，如果是双胎妊娠可进一步上升 20%。血容量的增加以血浆的增加较多，故可发生妊娠期生理性贫血，进一步增加心血管的负担，使得妊娠期合并心脏病成为造成孕产妇死亡的重要疾病之一。

其次是呼吸系统，为满足妊娠期母体的基本生理适应性需求和有利于排出胎儿体内的二氧化碳，妊娠期孕妇的耗氧量可增加20%，且大多数孕妇有过度通气现象，每分通气量增加约40%，肺泡换气量增加约65%，同时由于受雌激素水平升高的影响，孕妇上呼吸道可出现黏膜增厚，轻度充血、水肿，屏障的破坏使得孕妇更容易对缺氧产生不耐受，易发生上呼吸道感染和肺炎等。临床研究表明，肺炎在导致孕产妇间接死亡原因中排名第三位，约25%的妊娠合并肺炎的妇女将会进入ICU并且需要给予机械通气支持。

此外，孕妇的特殊性不仅仅表现在心、肺、肝、肾等脏器负担的增加，而且还表现在孕妇是一个同种异体"移植"受体，其子宫内怀有携带父系基因的同种异体胎儿，为保障胎儿不被母体免疫系统所"排斥"，孕妇天然就处于一个母胎免疫耐受状态。妊娠期孕妇的免疫抑制状态，一方面可以抑制机体的炎症反应从而增加母体对胎儿抗原容受性，另一方面可能会增加孕妇和胎儿对某些病原体的易感性。因此，一些引起健康人轻中度感染的病原微生物，在妊娠期可能会导致母体和胎儿发生严重并发症。最新研究表明妊娠妇女虽然淋巴细胞在数量上并没有明显改变，但是作为人体抵御外来物入侵的"主力军"，$CD8^+$ T细胞和NK细胞的功能明显下降[2]。这进一步印证了孕妇免疫功能的下降，使其成为SARS-CoV-2的易感人群。

病毒性肺炎因其传染性强，病情进展快，死亡率高，可造成人群中大规模的传播和疾病的暴发而危及人类的健康，对于孕产妇来说更是雪上加霜。病毒性肺炎导致孕产妇死亡率更高，在历史上，1918年的流感大流行导致总人口的死亡率为2.6%，而孕妇的死亡率为37%。1957年亚洲流感导致的死亡病例中将近10%是孕妇，相比于非孕妇女的比例明显增加。2009年H1N1流感大流行期间，孕妇因感染病毒而出现并发症的风险增加，住院的可能性是普通人群的四倍多。

目前对于新型冠状病毒肺炎在孕产妇中的发病特点和诊疗措

施尚缺乏临床经验,更多的借鉴来自与新型冠状病毒肺炎同源的SARS和MERS的感染特点。同为冠状病毒家族成员,SARS和MERS表现出对孕产妇明显易感并造成孕产妇严重的不良结局。在排除产科感染后,相比于非孕期妇女,孕妇罹患病毒性肺炎的比例明显升高,且其进展为重症肺炎和死亡的概率明显增加。

妊娠期间由于孕妇机体负荷、耗氧量及肺循环的增加,孕妇感染新型冠状病毒肺炎之后,供需矛盾加大使得孕妇出现缺氧的症状更为明显,更容易造成妊娠物的早期丢失,孕妇发生胎膜早破、早产、胎儿生长受限和胎死宫内等并发症的风险明显增加,而且新生儿死亡率也明显增加等。一项来自SARS临床研究比较了10例罹患SARS的孕妇和40例非妊娠妇女,在感染的孕妇中肾功能衰竭和弥散性血管内凝血的发生率及死亡率更高[3]。Wong和同事们的研究结果表明,在2002~2003年SARS大流行期间,有12名孕妇感染了SARS-CoV。在怀孕的前3个月,7名孕妇中有4人(57%)发生流产。在妊娠中期至晚期,5名感染孕妇中2名(40%)出现胎儿生长受限,4名孕妇(80%)发生早产(其中1例为自然早产,3例由于母体因素发生早产)。这12名感染SARS-CoV的孕妇中50%需要入住重症监护病房,约33%的孕妇需要机械通气,这些孕妇的死亡率高达25%[4]。另外,回顾11例感染MERS-CoV的孕妇,10例(91%)出现不良结局,6例(55%)新生儿需要入住重症监护病房,3例(27%)死亡,2例新生儿均因母亲出现严重的呼吸衰竭而早产[5]。

由于医学伦理学对于胎儿的保护,在新型冠状病毒肺炎的初期,对于这种疾病认识非常有限,尚无有效的药物治疗和疫苗的应用,研究人员对于新型冠状病毒肺炎的治疗所开展的药物临床实验或者疫苗的开发,因孕妇是特殊群体,因此,孕妇的治疗往往滞后于其他人群,也同样造成了孕妇治疗的不及时,使得孕妇及其胎儿的健康受到更大的威胁。

不同于埃博拉病毒或者寨卡病毒可以直接通过母胎屏障,造成母婴垂直传播,SARS-CoV-2能否通过母胎屏障尚不清楚,是否会直接影响胎儿的发育,改变胎儿的表观遗传学从而造成出生后远期的影响，目前尚不可知。截至目前，尚没有 SARS-CoV-2 通过垂直传播感染新生儿的报道。虽然有 2 例新生儿咽拭子 SARS-CoV-2 核酸阳性的病例报道，但是通过仔细回顾这 2 例新生儿的病史，均无法排除出生后来自看护人和医院环境的污染造成的新生儿感染可能。另一项研究报道对来自 6 名患者的羊水、脐带血、新生儿咽拭子和母乳样本进行了 SARS-CoV-2 核酸检测，所有样本均呈阴性[6]。迄今还没有足够可靠的证据说明妊娠期 SARS-CoV-2 感染是否存在母婴垂直传播的可能性。

同为冠状病毒家族，2002~2003 年间 SARS 在亚洲流行期间，来自 SARS 的研究表明，没有在感染了 SARS-CoV 的孕妇中发现母婴垂直传播的病例报道，在感染 SARS 病毒的孕妇的脐血、乳汁和胎盘中均未找到病毒传播的证据[7]。针对 MERS 的相关研究中得出同样类似的结论。有学者对胎盘进行了相关病理检查[8]，结果提示，早孕期感染的孕妇胎盘病检提示基本正常，3 例急性感染的胎盘则出现绒毛膜下及绒毛膜间质的纤维蛋白渗出，考虑为呼吸窘迫引起的低氧所致的病理改变。孕晚期的胎盘病理检查表现出明显绒毛膜微血管的血栓形成，这种病理改变可影响胎儿的血流灌注，最终可引起胎儿在宫内缺血缺氧，从而导致不良妊娠结局发生。

目前报道的罹患新型冠状病毒肺炎的孕妇，其新生儿大多无发热、呼吸困难、低氧血症等感染症状，预后良好。需要注意的是：这些新生儿应在出生后至少 14 天内在指定的单元隔离，不应进行母乳喂养，以避免与罹患新型冠状病毒肺炎的母亲密切接触而被感染。

鉴于孕妇处于免疫功能抑制状态，孕期生理适应性变化（如横膈上抬、耗氧量增加、呼吸道黏膜水肿等）使其对缺氧产生不耐受，孕妇易感染呼吸道病原体，且更容易发展为重症肺炎，这可能使孕妇比一般人群更容易受到 SARS-CoV-2 感染，特别是当孕妇合并有慢性疾病如高血压、心脏病、糖尿病等或发生产科并发症时。因此，在注重预防和管理新型冠状病毒肺炎感染的战略中，孕妇和新生儿应被视为关键的高危人群，应该加强对这类人群的管理。

SARS-CoV-2 似乎具有与 SARS-CoV 和 MERS-CoV 相似的致病潜力，患新型冠状病毒肺炎的孕妇发生严重感染的风险增加，但是在出现严重并发症之前常常没有特异性临床表现，而新型冠状病毒肺炎又可能会导致严重的孕产妇和/或围产期不良结局。目前临床研究所分析的病例数量少，研究时间短，尚缺乏有关妊娠期 SARS-CoV-2 感染妊娠结局的相关数据，后续需要进行大样本多中心的临床研究和基础研究，以进一步评估罹患新型冠状病毒肺炎的孕妇和新生儿的安全性和健康问题。

（林星光　邓东锐）

参考文献

[1] 谢幸，孔北华，段涛．妇产科学．9 版．北京：人民卫生出版社，2018.

[2] Ying Luo，Yalong Xie，Weijie Zhang，et al.Combination of lymphocyte number and function in evaluating host immunity，AGING，2019，11：1-5.

[3] Lam CM，Wong SF，Leung TN，et al.A case-controlled study comparing clinical course and outcomes of pregnant and non-pregnant women with severe acute respiratory syndrome.BJOG，2004，111：771-774.

[4] Wong SF，Chow KM，Leung TN，et al.Pregnancy and perinatal outcomes of women with severe acute respiratory syndrome.Am J Obstet Gynecol，2004，191：292-297.

[5] Jeong SY，Sung SI，Sung JH，et al.MERS-CoV infection in pregnant woman in Korea.J Korean Med Sci，2017，32：1717-1720.

[6] Huijun Chen，Juanjuan Guo，Chen Wang，et al.Clinical characteristics and intrauterine vertical transmission potential of COVID-19 infection in nine pregnant women：a retrospective review of medical records.Lancet，2020.

[7] Stockman LJ，Lowther SA.SARS during pregnancy，United States.Emerg Infect Dis，2004，10：1689-1690.

[8] Hung，LS The SARS epidemic in Hong Kong：What lessons have we learned？ J R Soc Med，2003，96：374-378.

第三章

常用防护用品

第一节　防护用品质量标准

一、医用口罩

医用口罩包括一次性医用口罩、医用外科口罩、医用防护口罩(含医用 N95 口罩)及动力送风呼吸器。

(一) 一次性医用口罩

一次性医用口罩一般是由浸渍黏合非织造布制成,用于覆盖住使用者的口、鼻及下颌,为防止病原体微生物、颗粒物等的直接透过提供物理屏障。一般缺少对颗粒物的过滤效率要求和血透性的要求,能在一定程度上预防呼吸道感染。

一次性使用医用口罩的主要技能要求包括:①细菌过滤效率(bacterial filtration efficiency,BFE):在规定流量下,口罩材料对含菌悬浮粒子滤除的百分数;②通气阻力(airflow resistance):口罩在规定面积和规定流量下的阻力,用压力差 Δp 表示,单位为 Pa。

【质量标准】

我国一次性使用医用口罩应符合《中华人民共和国医药行业

标准 YY/T0969-2013》[1],要求:

(1)口罩的细菌过滤效率(BFE)应不小于 95%。

(2)口罩两侧面进行气体交换的通气阻力 Δp 应不大于 49Pa。

(二)医用外科口罩

医用外科口罩采用一层或者多层非织造布复合制作而成,主要生产工艺包括熔喷、纺粘、热风或者针刺等,具有抵抗液体、过滤颗粒物和细菌等效用,用于覆盖住使用者的口、鼻及下颌,为防止病原体微生物、体液、颗粒物等直接透过提供物理屏障,能在一定程度上预防呼吸道感染。

医用外科口罩的主要技能要求包括:①细菌过滤效率(bacterial filtration efficiency,BFE):在规定流量下,口罩材料对含菌悬浮粒子滤除的百分数;②颗粒物过滤效率(particle filtration efficiency,PFE):在规定检测条件下,过滤元件滤除悬浮在空气中的固态、液态或固态与液态的颗粒状物质(如粉尘、烟雾和微生物)的百分比;③通气阻力(airflow resistance):口罩在规定面积和规定流量下的阻力,用压力差 Δp 表示,单位为 Pa;④合成血穿透测试:2ml 合成血液以一定压力喷向口罩外侧面后,口罩内侧面是否出现渗透。

【质量标准】

1. 我国医用外科口罩应符合《中华人民共和国医药行业标准 YY 0469-2011》[2],要求:

(1)口罩的细菌过滤效率(BFE)应不小于 95%。

(2)颗粒过滤效率(PFE):口罩对非油性颗粒的过滤效率应不小于 30%。

(3)口罩两侧面进行气体交换的压力差 Δp 应不大于 49Pa。

(4)2ml 合成血液以 16.0kPa(120mmHg)压力喷向口罩外侧面后,口罩内侧面不应出现渗透。

2. 美国医用外科口罩应符合 ASTM F2100-11[3],该标准将口罩分为Ⅰ、Ⅱ、Ⅲ三级(表 3-1)。Ⅱ级、Ⅲ级为符合标准的医用外科口罩。

表 3-1　符合 ASTM F2100-11 的医用外科口罩的性能要求

性能要求	Ⅰ级	Ⅱ级	Ⅲ级
细菌过滤效率(%)	≥ 95	≥ 98	≥ 98
颗粒过滤效率(%)	≥ 95	≥ 98	≥ 98
压力差(mmH_2O/cm^2)	<4.0	<5.0	<5.0
合成血穿透测试(mmHg)	80	120	160

3. 欧盟医用外科口罩应符合 EN 14683[4]，该标准将口罩分为Ⅰ、Ⅱ、ⅠR、ⅡR 三种类型(表 3-2)。ⅡR 为符合标准的医用外科口罩。

表 3-2　符合 EN 14683：2005(E)的医用外科口罩的性能要求

性能要求	Type Ⅰ	Type ⅠR	Type Ⅱ	Type ⅡR
细菌过滤效率(%)	≥ 95	≥ 95	≥ 98	≥ 98
压力差(Pa/cm^2)	<29.4	<49.0	<29.4	<49.0
合成血穿透测试(mmHg)	不要求	≥ 120	不要求	≥ 120

(三) 医用防护口罩

医用防护口罩是指可过滤空气中的微粒，预防某些呼吸道传染性微生物传播，阻隔飞沫、血液、体液、分泌物等的自吸过滤式防尘医用防护用品[5]。

医用防护口罩由口罩面体和拉紧带组成，其中口罩面体分为内、中、外三层，内层为普通卫生纱布或无纺布，中层为超细聚丙烯纤维熔喷材料层，外层为无纺布或超薄聚丙烯熔喷材料层。这种高效医用防护口罩疏水透气性强，对微小带病毒气溶胶或有害微尘的过滤效果显著，总体过滤效果良好，所用材料无毒无害，佩戴舒适。

【质量标准】

1. 国标　GB 19083-2010。

2. 美国　NIOSH 认证，N95/N99 + fluid resistant(美国疾病控制与预防中心认证)。

3. 欧标　FFP2/FFP3+ Type II R（fluid resistant）。

4. 日标（满足二者之一）

(1)明确写明「サージカルN 9 5レスピレーターとして液体防護性があり、血液を含む液体等に有用」。

(2)符合人工血液不浸透性 80mmHg 以上，且 ΔP（呼吸抵抗）<35mmH_2O。

（四）N95 口罩

N95 型口罩是美国国家职业安全卫生研究所（National Institute for Occupational Safety and Health，NIOSH）认证的 9 种颗粒物防护口罩中的一种。防护等级为 N95 级表示在 NIOSH 标准规定的检测条件下，口罩滤料对非油性颗粒物（如粉尘、酸雾、漆雾、微生物等）的过滤效率达到 95%。其中，医用 N95 口罩能阻止经空气传播的感染因子（直径≤ 5μm）或近距离（≤ 1m）接触经飞沫传播的感染性疾病。口罩滤料的颗粒过滤效率应不小于 95%，防护等级高[6]。

"N" 表示不耐油（not resistant to oil），"95" 表示暴露在规定数量的专用试验粒子下，口罩内的粒子浓度要比口罩外粒子浓度低 95% 以上。其中 95% 这一数值不是平均值，而是最小值。N95 并不是特定的产品名称，只要符合 N95 标准，并且通过 NIOSH 审查的产品就可以称为"N95 型口罩"。

【质量标准】

国标：GB2626-2006。

美标：NIOSH 42CFR84-1995。

欧标：EN149-2001。

日标：DS。

韩标：KF。

（五）动力送风呼吸器

动力送风呼吸器是指依靠动力克服部件阻力、提供气源，保障人员正常呼吸防护用品，其特点是以动力克吸器阻力，人员在使用中的体力负荷小。

【质量标准】符合国家标准 GB30864-2014。

二、医用防护服

医用防护服是指医务人员(医师、护士、公共卫生人员、清洁人员等)及进入特定医药卫生区域的人群(如患者、医院探视人员、进入感染区域的人员等)所使用的防护性服装。其作用是隔离病菌、有害超细粉尘、酸碱性溶液、电磁辐射等,保证人员的安全和保持环境清洁。

医用防护服包括医疗环境下专门穿戴的各类服装,因此分类方法很多。其中,国家卫生健康委、各省卫健委、各级疾控部门、医院广泛使用的一次性防护服是由美国生产的 TYVKE® 胶条服。

按照用途和使用场合,医用防护服可以分为[7]:

(1)日常工作服:是指医护人员日常工作中穿着的白大衣,又称白大褂。

(2)外科手术服:是指在手术室内穿着的专门设计的服装。

(3)隔离衣:是指医护人员接触患者、家属探视患者等场合下穿戴的服装。

(4)防护服:是指医疗急救、进入传染病区、电磁辐射区等特殊区域的人员穿着的服装。

在我国,医用防护服对应的标准为中华人民共和国国家标准 GB 19082-2009《医用一次性防护服技术要求》,该标准中不仅对防护服的外观做了规定,还对防护服的液体阻隔功能、过滤性能、微生物指标、环氧乙烷残留量、服用性能和舒适性能等做了严格的规定。一次性防护服使用后即废弃,无须消毒、洗涤,使用方便、可避免交叉感染,但一次性材料降解慢,容易造成环境污染,通常对防护性要求高的外科手术服、隔离衣多采用这种类型。此外,我国的防护服分级标准为中华人民共和国医药行业标准 YY/T 1499-2016《医用防护服的液体阻隔性能和分级》,其将医疗防护服一共分为了 4 级,等级越高,防护性能越好。

国际上,欧盟标准 EN14126-2003《防护服 - 抗传染源防护服的性能要求和试验方法》,将防护服一共分为 6 类,带有

“B”字母标记的为生化防护服，可用于医护人员防护；美国标准NFPA1999：2018《紧急医疗行动的防护服和装备》，对防护服和装备进行了详细规定，并未对医用防护服进行分级。

【质量标准】

国标：GB19082-2009《医用一次性防护服技术要求》。

美标：NFPA 1999-2008/AAMI PB70-2012（需通过 ASTM F1670和 F1671 试验）。

欧标：EN14126-2003。

日标：JIS L1912-1997、JIS T8060/8061/8062。

根据国家卫生健康委办公厅关于加强疫情期间医用防护用品管理工作的通知（国卫办医函〔2020〕98 号）[8]，当医用防护服不足时，可使用紧急医用物资防护服。紧急医用物资防护服应符合欧盟医用防护服 EN14126 标准（其中液体阻隔等级在 2 级以上）并取得欧盟 CE 认证，或液体致密型防护服（type3，符合 EN14605标准）、喷雾致密型防护服（type4，符合 EN14605 标准）、防固态颗粒物防护服（type5，符合 ISO13982-1&2 标准）。紧急医用物资防护服仅用于隔离留观病区（房）、隔离病区（房），不能用于隔离重症监护病区（房）等有严格微生物指标控制的场所。

各医疗机构使用的紧急医用物资防护服应当由国务院应对新型冠状病毒感染的肺炎疫情联防联控机制医疗物资保障组确定的定点生产企业生产。紧急医用物资防护服实行标识标记管理，产品外包装正面应醒目标注产品“仅供应急使用”（红色、楷体二号），产品名称为“紧急医用物资防护服”（红色、黑体二号），产品使用范围为“本产品用于隔离留观病区（房）、隔离病区（房）等，严禁在隔离重症监护病区（房）等有严格微生物指标控制的场所使用”（红色、仿宋三号），以及产品号型规格（分 160/165/170/175/180/185 六种类型，黑色、楷体三号），产品依据标准编号（黑色、楷体三号）、定点生产企业名称（褐色、楷体三号）等信息。

以上措施属于此次疫情防控的临时应急措施，疫情结束后自行解除。

三、防护眼罩

防护眼罩又称护目镜，是防止患者的血液、体液等具有感染性物质溅入人体眼部的用品。护目镜主要用于保护眼睛，但在实际工作中，因镜面容易起雾，影响工作，进而增加自我污染机会。所以，美国 CDC 和国家《个人防护指南》(第三版)不再推荐使用护目镜作为眼部保护，推荐使用防护面屏代替护目镜。护目镜和防护面罩 / 防护面屏不需要同时使用。

【质量标准】

国际标准化组织 ISO：4849-1981《个人用护目镜技术要求》。

国标：GB14866-2006《个人用眼护具技术要求》。

日标：JIS T8147。

欧标：EN 166。

美标：ANSI Z87.1-2015。

符合地方标准 DB11/188-2003《医用防护镜技术要求》，如顶焦度、棱镜度偏差、色泽、可见光透射比、抗冲击性能、耐腐蚀和消毒性能等应符合规定。应有弹性佩戴装置(可以和近视镜兼容)、视野清晰宽阔、有防溅功能、封闭式(不能带通风口)，最好防雾。

四、防护面屏

防护面屏或防护面罩是防止患者的血液、体液等具有感染性物质溅到人体面部皮肤和黏膜的用品。面屏要求应能够覆盖整个面部，保护面部、口、鼻和眼，前额，扩展到下巴下和脸部两侧。应有弹性佩戴装置、有防溅功能、防雾。

【质量标准】

国际标准化组织 ISO：4849-1981《个人用护目镜技术要求》。

国标：GB14866-2006《个人用眼护具技术要求》。

日标：JIS T8147。

欧标：EN 166。

美标：ANSI Z87.1-2015。

五、医用帽

医用帽是预防医务人员受到感染性物质污染，并预防微生物通过头发上的灰尘、头皮屑等途径污染环境和物体表面的用品。根据制作材质的不同，医用帽可分为布制帽子和一次性帽子两类。一次性帽子通常采用非织造布为主要原料，经裁剪、缝纫制成。

【质量标准】

1. 符合中华人民共和国国家标准 GB 15979-2002《一次性使用卫生用品卫生标准》。

2. 符合中华人民共和国医药行业标准 YY/T 1642-2019《一次性使用医用防护帽》。

六、医用手套

医用手套是医疗检查过程中穿戴于检查者手部的用品，用于防止检查者与患者之间的交叉感染。医用手套分为四种表面：麻面、光面、有粉表面、无粉表面。有粉手套是在手套的加工过程中使用符合 ISO 10993 要求的润滑剂、粉末或聚合物涂覆物进行表面处理，通常为了便于穿戴[9]。

【质量标准】

符合中华人民共和国国家标准 GB 10213-2006《一次性使用医用橡胶检查手套》。

七、防护鞋套

防护鞋套是用于保护医务人员、疾控和防疫等工作人员的足部、腿部，防止直接接触含有潜在感染性污染物的用品。

【质量标准】

符合中华人民共和国医药行业标准 YY/T 1633-2019《一次性使用医用防护鞋套》[10]：

1. 结构与规格

(1) 防护鞋套的尺寸设计应能覆盖使用者的足部和腿部，其规格尺寸应符合标识的设计尺寸，允许误差 ±10%。

(2)防护鞋套的结构应合理,穿脱方便。

(3)防护鞋套宜设计成带有收口的形式,可采用弹性收口、拉绳收口或绑带等收口方式。

2. 外观

(1)防护鞋套应无霉斑,表面不允许有杂质、粘连、裂缝、破损等缺陷。

(2)鞋套的连接部位应平整、密合。

3. 性能

(1)抗渗水性:防护鞋套材料的静水压应不低于1.67kPa($17cmH_2O$)。

(2)抗合成血液穿透性:防护鞋套材料抗合成血液穿透性应不低于表3-3中2级的要求。

表3-3 抗合成血液穿透性分级

级别	压强值/kPa
6	20
5	14
4	7
3	3.5
2	1.75
1	0*

注:* 表示材料所受的压强仅为试验槽中的合成血液所产生的压强

(3)表面抗湿性:防护鞋套材料的外表面沾水等级应≥2级。

(4)断裂强力:防护鞋套材料的断裂强力应不小于40N。

(5)断裂伸长率:防护鞋套材料的断裂伸长率应不小于15%。

(6)过滤效率:防护鞋套材料及成品接缝处对非油性颗粒的过滤效率均应不小于70%。

4. 微生物指标

(1)非灭菌防护鞋套的微生物指标应符合表3-4的要求;

表 3-4 防护鞋套微生物指标

细菌菌落总数 CFU/g	大肠菌群	铜绿假单胞菌	金黄色葡萄球菌	溶血性链球菌	真菌菌落总数 CFU/g
≤ 200	不得检出	不得检出	不得检出	不得检出	≤ 100

(2) 包装上标志有"灭菌"或"无菌"字样或图示的防护鞋套应无菌。

5. 环氧乙烷残留量 经环氧乙烷灭菌的防护鞋套，其环氧乙烷残留量应不超过 10μg/g。

八、消毒剂

【质量标准】

具有"消字号"卫生许可证及国家(卫生安全评估报告)备案。

根据中国疾病预防控制中心发布的《新型冠状病毒肺炎防控常用消毒用品中毒表现及其处理原则》，新型冠状病毒肺炎防控常用消毒用品包括含氯消毒剂、酒精、碘伏、过氧化氢、过氧乙酸和二氧化氯。

(一) 含氯消毒剂

含氯消毒剂是指可溶于水，产生具有杀灭微生物活性的次氯酸的一类消毒剂，可杀灭各种微生物，包括细菌繁殖体、病毒、真菌、结核杆菌和抗力最强的细菌芽孢，属于使用最广泛的一类广谱、高效消毒剂。包括无机氯化合物和有机氯化合物。

无机氯性质不稳定，易受光、热和潮湿的影响，丧失其有效成分，如次氯酸钠(有效氯 10%~20%)、漂白粉(有效氯 25%)、漂粉精(次氯酸钙为主，有效氯 80%~85%)、氯化磷酸三钠(有效氯 3%~5%)；有机氯则相对稳定，但是溶于水之后均不稳定，如二氯异氰尿酸钠(有效氯 60%~64%)、三氯异氰尿酸(有效氯 87%~90%)、氯铵 T(有效氯 24%)等。

(二) 酒精

酒精又称乙醇，65%~80% 的乙醇作用 1~5 分钟可杀灭一般细菌繁殖体、分枝杆菌、真菌孢子、亲脂病毒，但不能杀灭细菌芽孢，属中效消毒剂。

(三) 碘伏

碘伏为黄棕色至红棕色透明液体，含有效碘 9%~12%，其中有 80%~90% 的结合碘可解聚成游离碘，性质稳定、气味小。我国有效登记的碘伏消毒液产品有 34 种，生活中常见的有碘伏消毒液以及碘伏与其他消毒剂混配而成的含碘消毒产品，液态产品有效碘含量约 0.5%，粉剂有效碘含量为 9%~11%。

(四) 过氧化氢

纯过氧化氢为一种强氧化剂，可以任意比例与水混合，可溶于醇、乙醚，不溶于苯、石油醚。常用其水溶液又称双氧水，为无色透明液体，微酸性。

(五) 过氧乙酸

过氧乙酸又名过乙酸，为无色或淡黄色液体，有强烈刺激性气味。易溶于水，溶于乙醇、乙醚、乙酸、硫酸。对热不稳定，易燃烧，高浓度(>45%)过氧乙酸可由剧烈碰撞或高热引起爆炸。过氧乙酸是一种广谱高效消毒剂，对细菌繁殖体、芽孢、病毒和真菌都有高度杀灭功能。

(六) 二氧化氯

二氧化氯室温时为黄绿色至橙黄色气体，带有类似氯气和臭氧的强烈刺激性气味，极易溶于水。二氧化氯不稳定，受光和热也易分解释放出氯气，其溶液于冷暗处相对稳定。

(余 俊　王少帅　冯 玲)

参考文献

[1] 国家食品药品监督管理总局．中华人民共和国医药行业标准：一次性使用医用口罩：YY/T 0969-2013. 北京：中国标准出版社，2014.

[2] 国家食品药品监督管理总局．中华人民共和国医药行业标准：医用外科口罩：YY 0469-2011. 北京：中国标准出版社，2013.

[3] ASTMF 2100-11(2018).Standard Specification for Performance of

Materials Used in Medical Face Masks.
[4] EN 14683 :2005.Surgical masks-Requirements and test methods.BRITISH STANDARD.
[5] 马琳,李静妍,何婷婷,等.防护口罩专利技术发展.产业用纺织品,2016,34(02):1-7.
[6] 叶芳.口罩分类及原理介绍.标准生活,2016(2):18-23.
[7] 李正海.医用一次性防护服标准对比及评价方法的研究.东华大学,2018.
[8] 中华人民共和国国家卫生健康委员会医政医管局.国家卫生健康委办公厅关于加强疫情期间医用防护用品管理工作的通知(国卫办医函〔2020〕98号).2020-2-4.
[9] 中华人民共和国国家质量监督检验检疫总局,中国国家标准化管理委员会.中华人民共和国国家标准:一次性使用医用橡胶手套:GB10213-2006.北京:中国标准出版社,2006.
[10] 国家食品药品监督管理总局.中华人民共和国医药行业标准:一次性使用医用防护鞋套:YY/T 1633-2019.北京:中国标准出版社,2019.

第二节 防护用品种类及适用对象

一、医用口罩

在新型冠状病毒感染的肺炎流行期间,应根据国家卫生健康委员会将人群划分的5个等级(高、较高、中等、较低、低风险暴露人员),选择合适的口罩类型,不过度防护。

(一)一次性医用口罩

【型号】

符合YY/T0969-2013。

【适用对象】

对于较低暴露风险人员,推荐佩戴一次性使用医用口罩(儿童选用性能相当产品)[1]。包括:

(1)超市、商场、交通工具、电梯等人员密集区的公众。

(2)室内办公环境的公众。

(3)医疗机构就诊(除发热门诊)的患者。

(4)集中学习和活动的托幼机构儿童、在校学生等。

(二) 医用外科口罩

【型号】

国内:符合 YY0469-2011。

国外:ASTM F2100-11(最好独立包装)。

【适用对象】

对于中等风险暴露人员,推荐佩戴医用外科口罩[1]。包括:

(1)普通门诊、病房工作医护人员等。

(2)人员密集场所的工作人员,包括医院、机场、火车站、地铁、地面公交、飞机、火车、超市、餐厅等相对密闭场所的工作人员。

(3)从事与疫情相关的行政管理、警察、保安、快递等从业人员。

(4)居家隔离及与其共同生活人员。

(三) N95 口罩

【型号】

国标:GB19083-2010。

美国:符合 NIOSH 42CFR84-1995。

欧洲:EN149-2001。

日本:DS。

韩国:KF。

【适用对象】

对于较高风险暴露人员,推荐佩戴符合 N95/KN95 及以上标准的颗粒物防护口罩[1]。包括:

(1)急诊科工作医护人员等。

(2)对密切接触人员开展流行病学调查的公共卫生医师。

(3)疫情相关的环境和生物样本检测人员。

(四) 医用防护口罩

【型号】

国内:符合 GB 19083-2010 标准。

【适用对象】

对于高风险暴露人员,推荐佩戴医用防护口罩[1]。包括:

(1)在收治新型冠状病毒肺炎患者(确诊病例、疑似病例)的病房、ICU 和留观室工作的所有工作人员，包括临床医师、护士、护工、清洁工、尸体处理人员等。

(2)疫区指定医疗机构发热门诊的医师和护士。

(3)对确诊病例、疑似病例进行流行病学调查的公共卫生医师。

根据《新型冠状病毒感染的肺炎防控中常见医用防护用品使用范围指引(试行)》(国卫办医函〔2020〕75 号)中的医用防护口罩管理，医用防护口罩原则上在发热门诊、隔离留观病区(房)、隔离病区(房)和隔离重症监护病区(房)等区域，以及进行采集呼吸道标本、气管插管、气管切开、无创通气、吸痰等可能产生气溶胶的操作时使用。一般 4 小时更换，污染或潮湿时随时更换。其他区域和在其他区域的诊疗操作，原则上不使用。

(五) 动力送风呼吸器

【型号】

按防护部位及气源与呼吸器官的连接方式分类，常用的有口罩式、面具式：

1. 口罩式呼吸防护用品主要是指通过保护呼吸器官口、鼻来避免有毒、有害物质吸入对人体造成伤害的呼吸防护用品，包括平面式、半立体式和立体式。

2. 面具式呼吸防护用品在保护呼吸器官的同时，也保护眼睛和面部。

【适用对象】

过滤式呼吸防护用品是依据过滤吸收的原理，利用过滤材料滤除空气中的有毒、有害物质，将受污染空气转变为清洁空气供人员呼吸[2]。适合作业强度较大、环境气压较低(如高原)及情况危急、人员心理紧张等环境和场合使用。

二、医用防护服

【型号】

国内：符合 GB19082-2009《医用一次性防护服技术要求》。

美标：NFPA 1999-2008/AAMI PB70-2012(需通过 ASTM F1670 和 F1671 试验)。

欧标：EN14126-2003。

日标：JIS 1912-1992、JIS T8060/8061/8062。

【适用对象】

根据《新型冠状病毒感染的肺炎防控中常见医用防护用品使用范围指引（试行）》（国卫办医函〔2020〕75号）中的防护服管理，在严格落实标准预防的基础上，强化接触传播、飞沫传播和空气传播的感染防控，正确选择和使用防护服。预检分诊、发热门诊使用普通隔离衣，在隔离留观病区（房）、隔离病区（房）和隔离重症监护病区（房）使用防护服，禁止穿着防护服离开上述区域。其他区域和在其他区域的诊疗操作原则上不使用防护服。

三、防护眼罩

【型号】

符合 GB14866-2006 标准。

【适用对象】

根据《新型冠状病毒感染的肺炎防控中常见医用防护用品使用范围指引（试行）》（国卫办医函〔2020〕75号）中的护目镜管理，护目镜用于隔离留观病区（房）、隔离病区（房）和隔离重症监护病区（房）等区域，以及采集呼吸道标本、气管插管、气管切开、无创通气、吸痰等可能出现血液、体液和分泌物等喷溅操作时使用。禁止戴着护目镜离开上述区域。

四、防护面屏

【型号】

符合 GB14866-2006 标准。

【适用对象】

1. 医务人员诊疗操作中可能发生血液、体液和分泌物等喷溅时使用。

2. 医务人员近距离接触经飞沫传播的传染病患者时。

3. 医务人员采集呼吸道标本、气管插管、气管切开、无创通气、吸痰等可能出现血液、体液和分泌物等喷溅操作时使用[3]。

五、医用帽

【型号】

不同厂家型号不同。一次性医用帽通常用非织造布和松紧带制成，按成形后形状不同分为方帽、弹簧帽、圆帽、裙帽，其中裙帽含有发带。

【适用对象】

医务人员进入污染区或洁净环境前、进行无菌操作或其他诊疗技术操作时应戴帽子。

六、医用手套

【型号】

一次性使用医用橡胶手套。

一次性使用 PE 薄膜手套。

一次性使用 PVC 检查手套。

【适用对象】

医用检查手套广泛适用于医疗检查、卫生防护，应根据不同操作的需要，选择合适种类和规格的手套。

1. 接触患者的血液、体液、分泌物、排泄物、呕吐物及污染物品时，应戴清洁手套。

2. 进行手术等无菌操作、接触患者破损皮肤、黏膜时，应戴无菌手套。

七、防护鞋套

【型号】

一次性防水鞋套和薄膜(PE)防水鞋套等。

【适用对象】

1. 从潜在污染区进入污染区时。

2. 从外部环境进入清洁环境时。

3. 从缓冲间进入负压病室时。

八、消毒液

【型号】

含氯消毒剂、酒精、碘伏、过氧化氢、过氧乙酸、二氧化氯等。

【适用对象】

根据中国疾病预防控制中心发布的重点场所终末消毒的时间，分为：

1. 病家　病例住院或死亡后，或无症状感染者核酸检测阴转后。

2. 交通运输工具　病例和无症状感染者离开后。

3. 医疗机构　发热门诊、感染科门诊等每日工作结束后；病区隔离病房，在病例住院或死亡后，或无症状感染者核酸检测阴转后。

【使用方法】

按照湖北省医院感染管理质量控制中心发布的《新型冠状病毒感染的肺炎医院感染预防与控制指南（第一版）》（鄂医感控〔2020〕01号）进行[4]：

1. 日常消毒　发热门诊、疑似/确诊患者留观室、隔离病房日常应遵循以下消毒措施：

（1）空气消毒：①有人房间每日开窗通风2次，每次30分钟；或用空气消毒机每天消毒4次，每次2小时；②无人房间每日紫外线灯照射1次，每次1小时以上；③空气消毒应做好记录。

（2）环境物体表面和地面的消毒：①采用1 000mg/L含氯消毒剂或含过氧乙酸、过氧化氢纸巾彻底擦拭消毒，每日2次，并做好记录。清洁工具包括抹布和拖把应专室专区专用，有条件者使用完后将清洁工具用双层白色垃圾袋密闭封装，袋上标注“特殊感染”后再送至轮换库；②环境物体表面和地面如遇患者排泄物、分泌物、呕吐物等污染，先用吸湿材料如纸巾去除可见的污染，再用2 000mg/L含氯消毒剂浸泡后的抹布覆盖30分钟，再擦拭消毒。

（3）诊疗器械、器具、用品的消毒：①听诊器、输液泵、血压计等常用物品每次使用后采用 1 000mg/L 含氯消毒剂或含过氧乙酸、过氧化氢纸巾进行彻底擦拭消毒;②体温计每次使用后采用 1 000mg/L 含氯消毒剂浸泡 30 分钟,清洗干燥后备用;③压舌板等尽量使用一次性用品;④可重复使用的诊疗器械、器具和用品如为一般用品立即以 1 000mg/L 有效氯消毒剂浸泡 30 分钟,呼吸机管道等立即以 2 000mg/L 有效氯消毒剂浸泡 30 分钟后,采用双层白色塑料袋包装密闭,袋上标注“特殊感染”,立即电话联系运送至消毒供应中心进行处理,并做好交接记录。

(4)织物的消毒:患者使用后的床单、被罩等织物,采用橘红色可溶包装袋密闭包装,袋上标注“特殊感染”后,立即电话联系运送至洗涤中心,并做好交接记录。

(5)使用后痰具的处理:每病房可设置加盖容器。按照 1∶1 比例注入 2 000mg/L 含氯消毒剂(有盖容器)处理 60 分钟后倒入厕所。痰具每日浸泡于 2 000mg/L 含氯消毒剂中,作用 30 分钟,清水冲洗,干燥备用。可使用一次性痰具,用后按医疗废物处理。

(6)医疗废物的处理:患者的生活垃圾当感染性废物进行处理,感染性废物采用双层黄色垃圾袋密闭运送,袋上标注“特殊感染”后,立即电话联系运送至医疗废物暂存间。

(7)患者排泄物、分泌物、呕吐物的处理:设有污水处理系统的医院,患者排泄物、分泌物、呕吐物等可直接入污水池,适当增加污水处理消毒剂的投药量,保证污水处理的余氯含量大于 6.5ml/L。

无污水处理设施的医院,患者排泄物、分泌物、呕吐物则应按下述方法进行处理:①使用漂白粉:1 份漂白粉(10% 漂白粉乳液)+4 份污物,混匀,消毒 2 小时;②使用优氯净:1 份优氯净 +12 份污物,混匀,消毒 2 小时;③每病床须设置加盖容器,装足量 1 500~2 500mg/L 有效氯溶液,用作排泄物、分泌物的随时消毒。将排泄物、分泌物直接放入消毒液中,作用时间为 30~60 分钟;④将消毒后的污物倒入厕所,便器、便盆等每天用 1 000mg/L 的含氯消毒剂浸泡半小时。

2. 终末消毒 疑似或确诊患者出院、转院或者死亡后,留观室和病房应进行终末消毒。

(1)空气消毒:①采用紫外线灯照射至少1小时后开窗通风,并做好记录;②宜再采用3%过氧化氢或5 000mg/L过氧乙酸或500mg/L二氧化氯超低容量喷雾器喷洒消毒,20~30ml/m^3,作用2小时,消毒时关闭门窗,并严格按照使用浓度、使用剂量、消毒作用时间及操作方法进行消毒,消毒完毕充分通风后方可使用(至少1小时)。

(2)环境物体表面和地面:房间内的物体表面和地面采用1 000mg/L含氯消毒剂或含过氧乙酸湿纸巾彻底擦拭消毒,并做好记录。清洁工具包括抹布和拖把应专室专区专用,有条件者使用完后将清洁工具用双层白色垃圾袋密闭封装,袋上标注“特殊感染”后再送至轮换库。

(3)诊疗器械、器具、用品的消毒:①一般诊疗器械、器具和用品如听诊器、输液泵、血压计等采用1 000mg/L含氯消毒剂彻底擦拭消毒;体温表采用1 000mg/L含氯消毒剂浸泡消毒30分钟;②可重复使用的诊疗器械、器具和用品如为一般物品立即以1 000mg/L有效氯消毒剂浸泡30分钟,呼吸机管道等立即以2 000mg/L有效氯消毒剂浸泡30分钟后,采用双层白色塑料袋包密闭,袋上标注“特殊感染”后,立即电话联系运送至消毒供应中心进行处理,并做好交接记录。

(4)织物的消毒:患者使用后的床单、被罩等织物,采用橘红色可溶包装袋密闭包装,袋上标注“特殊感染”后,立即电话联系运送至洗涤中心,并做好交接记录。

(5)医疗废物的处理:患者的生活垃圾当感染性废物进行处理,感染性废物采用双层黄色垃圾袋密闭运送,袋上标注“特殊感染”后,立即电话联系运送至医疗废物暂存间。

(6)患者尸体的处理:患者死亡后,对尸体应及时进行处理,处理方法为:用3 000mg/L的含氯消毒剂棉球或纱布填塞患者的口、鼻、耳、肛门等所有开放通道;用双层布单包裹尸体,再用密封防渗漏双层尸体袋包裹。并立即送至殡仪馆进行火化。

(7)患者个人用品的处理:患者住院期间所使用的个人物品经消毒处理后方可随患者或家属带回家。

3. 转运消毒

(1) 患者在院内的转运：运送疑似或确诊患者的工具如担架、平车等物体表面采用 1 000mg/L 含氯消毒剂擦拭消毒。转运车使用后应进行空气消毒（紫外线灯照射 1 小时或用 3% 过氧化氢或 5 000mg/L 过氧乙酸或 500mg/L 二氧化氯超低容量喷雾器喷洒消毒，20~30ml/m^3，作用 2 小时）和环境物表表面消毒（采用 1 000mg/L 含氯消毒剂进行擦拭消毒）。先空气消毒再环境物体表面消毒。

(2) 患者标本的运送：疑似或确诊患者的标本应放入带有生物安全标识的双层标本袋内，标识清楚，密闭送检，做好交接记录。

【注意事项】

1. 机关单位、居民社区、公共场所等负责消毒工作的人员需严格遵循消毒产品说明书，按照有关规定科学合理使用消毒剂，避免和减少消毒剂的滥用。

2. 消毒产品只能用在说明书标识的对象上，不可超范围使用。

3. 每种消毒剂应单独使用，不要混合使用不同种类消毒剂。

4. 严格按照说明书浓度配制消毒剂，保证说明书最短消毒时间。

5. 人体皮肤消毒主要针对手部等裸露部位进行，没有必要进行全身消毒。使用消毒剂最好选用市售产品，如 75% 酒精、碘伏和过氧化氢消毒液，不要自己配制消毒液进行皮肤消毒。

6. 家庭要安全保存消毒剂，不要使用饮料瓶盛放消毒液体，消毒剂要放在儿童不能获得的阴凉处。

7. 在特殊场合配制和使用高浓度消毒剂，或长时间使用消毒剂时，应穿戴合适防护用品，如防毒面罩（注意不是口罩）、防护手套（可用乳胶或橡胶手套，不可使用棉布或棉线手套）。未穿戴合适防护用品，不可在密闭空间内配制和使用消毒剂。

（王少帅　余俊　冯玲）

参考文献

［1］中华人民共和国国家卫生健康委员会疾病预防控制局.关于印发不同人群预防新型冠状病毒感染口罩选择与使用技术指引的通知. 2020-2-5.

［2］中华人民共和国国家质量监督检验检疫总局，中国国家标准化管理委员会. 呼吸防护：动力送风过滤式呼吸器：GB30864-2014. 北京：中国标准出版社，2014.

［3］中华人民共和国卫生部. 中华人民共和国卫生行业标准：医院隔离技术规范：WS/T311-2009.2009-4-01.

［4］湖北省医院感染管理质量控制中心. 新型冠状病毒感染的肺炎医院感染预防与控制指南（第一版）（鄂医感控〔2020〕01号）.2020-1-24.

第三节　防护用品使用方法

一、口罩的使用方法

（一）一次性使用医用口罩

【佩戴方法】

1. 清洁双手，避免接触到口罩内侧面，减少口罩被污染的可能。

2. 分清楚口罩的内外、上下，浅色面为内，深色面朝外，有鼻夹的一端是口罩的上方。

3. 两边的橡筋带挂于双耳；有鼻夹的一边向上，罩住鼻、口及下巴，将口罩下端调节至下颌适当位置。

4. 双手指尖放在鼻夹上，从中间位置开始，用手指向内按压，并逐步向两侧移动，根据鼻梁形状塑造鼻夹。

5. 调整橡筋带的松紧度。

【摘除方法】

1. 取下橡筋带，不要接触口罩前面（污染面）。

2. 用手紧捏住口罩的橡筋带丢至医疗废物容器内。

3. 清洁双手。

（二）医用外科口罩

医用外科口罩有挂耳式和绑带式两种，挂耳式的使用方法同一次性使用医用口罩，绑带式的使用方法如下：

【佩戴方法】

1. 清洁双手，避免接触到口罩内侧面，减少口罩被污染的可能。

2. 分清楚口罩的内外、上下，浅色面为内，深色面朝外，有鼻夹的一端是口罩的上方。

3. 将有鼻夹的一边向上，罩住鼻、口及下巴，将口罩下端调节至下颌适当位置。

4. 口罩下方带系于颈后，上方带系于头顶中部。

5. 将双手指尖放在鼻夹上，从中间位置开始，用手指向内按压，并逐步向两侧移动，根据鼻梁形状塑造鼻夹。

6. 调整系带的松紧度。

【摘除方法】

1. 先解下面的系带，再解开上面的系带，不要接触口罩前面（污染面）。

2. 用手紧捏住口罩的系带丢至医疗废物容器内。

3. 清洁双手。

（三）医用防护口罩（N95 口罩）

【佩戴方法】

1. 金属鼻夹向上，将手穿过头带。

2. 让防护口罩托住下巴，将下方头带拉过头顶，放在颈后双耳下方。

3. 将上方头带拉至头顶。

4. 将双手指尖放在金属鼻夹上，从中间位置开始，用手指向内按压鼻夹，并逐步向两侧移动和按压，根据鼻梁的形状塑造鼻夹，用一只手捏鼻夹会降低防护口罩的防护效果，请用双手。

5. 每次佩戴防护口罩进入工作区域之前，应进行佩戴气密性检测（图 3-1）：①双手完全盖住防护口罩，应留意勿改变口罩在脸上的位置；②快速呼气，若鼻夹附近有漏气，应按照步骤 4 调整鼻夹，若漏气位于口罩四周，应调整头带位置；③若感觉不到漏气，即可继续工作。

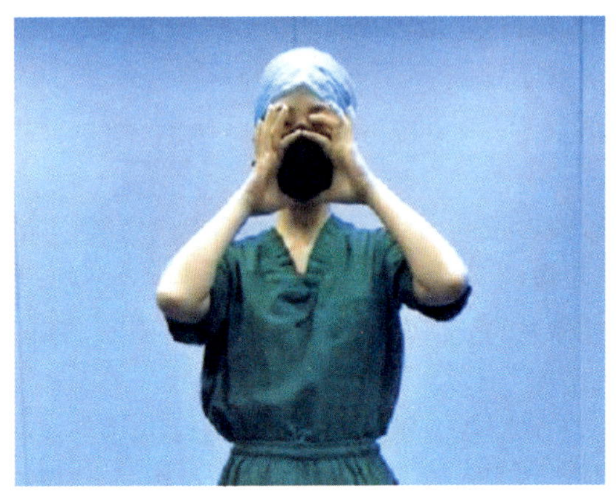

图 3-1 口罩气密性检测

【摘除方法】

1. 先将下方头带拉过头顶，再将上方头带从头顶取下，注意不要接触口罩前面(图 3-2)。

2. 用手紧捏住口罩的头带丢入医疗废物容器内。

3. 清洁双手。

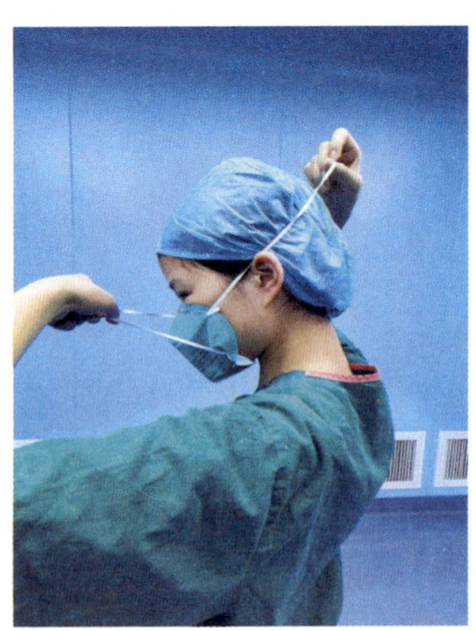

图 3-2 摘除 N95 口罩

（四）佩戴口罩注意事项

1. 口罩专人专用，人员间不能交叉使用。佩戴口罩前需清洁双手，佩戴时避免接触口罩内侧。佩戴口罩时，应正确区分医用口罩正反面，不应一只手捏鼻夹。

2. 医用外科口罩及医用防护口罩只能一次性使用。

3. 口罩潮湿后，受到患者血液、体液污染后，应及时更换。

4. 每次佩戴医用防护口罩进入工作区域之前，应进行密合性检查。检查方法将双手完全盖住防护口罩，快速的呼气，若鼻夹附近有漏气应调整鼻夹，若漏气位于四周，应调整到不漏气为止。

5. 摘除口罩时避免接触口罩前面（污染区），摘除后应清洁双手。

6. 口罩使用后，应按医院和环保部门要求进行处理。

7. 在购买一次性使用医用口罩时，需在正规的药店购买，检查产品的外包装有无生产许可证、生产批号、生产日期、使用期限、产品使用说明等信息[1]。

二、护目镜 / 防护面罩的使用方法

【佩戴方法】

1. 佩戴护目镜或防护面罩前应洗手或戴无菌手套。

2. 佩戴前检查有无破损，佩戴装置有无松动。

3. 双手戴上护目镜或防护面罩，调节舒适度（图 3-3）。

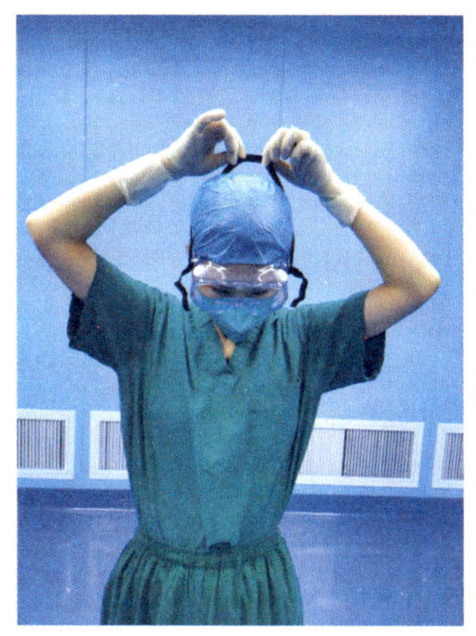

图 3-3　双手佩戴护目镜

【摘除方法】

1. 不要接触护目镜或防护面罩外面，因为外面可能已污染。

2. 双手捏住靠近头部或耳朵的两边摘掉。一次性护目镜或防护面罩用毕后丢入医疗废物容器内。可重复使用的护目镜或防护

面罩用毕后应消毒备用。

【注意事项】

1. 如护目镜为一次性使用的，不得重复使用。

2. 如护目镜为可重复使用的，应当消毒后再复用（1 000mg/L 的含氯消毒液浸泡 30 分钟，再送至消毒供应中心消毒）。

3. 在一次性护目镜供给不足的紧急情况下，经严格消毒后可重复使用。

4. 在消毒后重新使用或储存前，应确保经温水彻底冲洗，并完全风干。

三、无菌手套使用方法

【穿戴方法】

1. 打开手套包，一手掀起口袋的开口处。

2. 另一手捏住手套翻折的部分（手套内面）取出手套，对准五指戴上。

3. 掀起另一只袋口，以戴着无菌手套的手指插入另一只手套的翻边内面，将手套戴好，然后将手套的翻转处套在工作衣袖外面。

【脱除方法】

1. 用戴着手套的手捏住另一只手套污染面的边缘将手套脱下。

2. 戴着手套的手握住脱下的手套，用脱下手套的手捏住另一只手套清洁面（内面）的边缘，将手套脱下。

3. 用手捏住手套的里面丢至医疗废物容器内。

【注意事项】

1. 一次性手套不可重复使用。

2. 戴手套前应检查手套是否有破损。

3. 给患者采样时一般可选择戴双层手套。

4. 消毒人员在进行消毒时应使用橡胶手套，必要时穿长筒胶靴。

5. 对天然橡胶胶乳制品过敏者慎用橡胶手套。

6. 可能发生不良反应者应尽量戴由合成橡胶制成的手套，不宜戴天然橡胶乳制成的手套，宜选用无粉手套，不宜选用有粉手套。

7. 戴医用橡胶手套时不宜接触油类、酸类及其他对橡胶有害的化学药物。

8. 医用橡胶手套应贮存在相对湿度不超过 80%、无腐蚀性气体、无臭氧和良好通风的室内，避免阳光直射或紫外线照射，防止被水沾湿。

四、防护鞋套使用方法

【穿着方法】

1. 穿工作鞋　要求能覆盖整个足部，防穿刺，且穿脱方便，可耐化学消毒剂浸泡消毒的密闭式防穿刺鞋(图 3-4)。

2. 穿一次性鞋套　多穿一层鞋套，目的是给工作人员多一层保护作用，建议穿第一层鞋套选用一次使用塑料薄膜的鞋套。

3. 穿一次性防水靴套(图 3-5)　注意应把靴套上绑带绑紧，防止靴套滑落，对于一些严重污染的场所建议穿长筒胶靴。

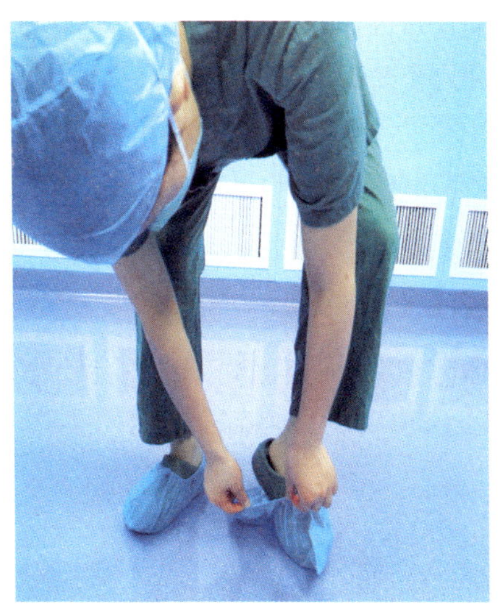

图 3-4　密闭式防穿刺鞋

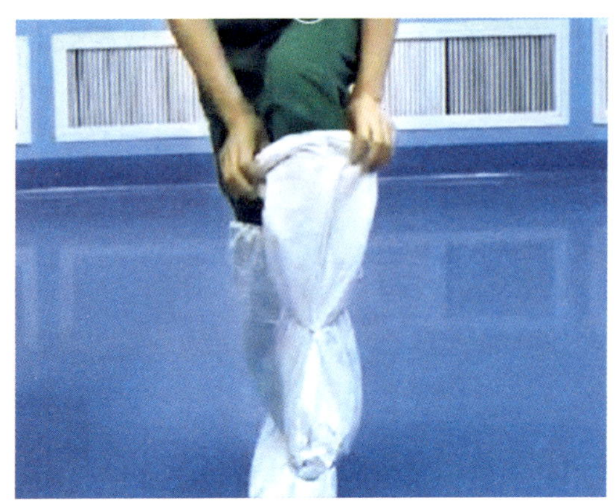

图 3-5 穿鞋套

【脱除方法】

1. 解开绑带,将鞋套自上向下翻卷推下。
2. 手持鞋套内侧面(清洁面),将鞋套从鞋上脱下。
3. 将一次性鞋套放入医疗废物容器内,并进行手卫生消毒。

【注意事项】

1. 鞋套应具有良好的防水性能,并一次性应用。
2. 应在规定区域内穿鞋套,离开该区域时应及时脱掉。
3. 鞋套应耐磨不易破损,发现破损应及时更换。
4. 鞋套应平整、无破损,表面整洁无污迹,不得有拼接现象。
5. 鞋套缝制热合部牢固,不得有毛边、漏缝现象。

五、防护服使用方法

【穿着方法】

连体或分体防护服,应遵循先穿下衣(图 3-6),再穿上衣(图 3-7),然后戴好帽子,最后拉上拉链的顺序(图 3-8)。

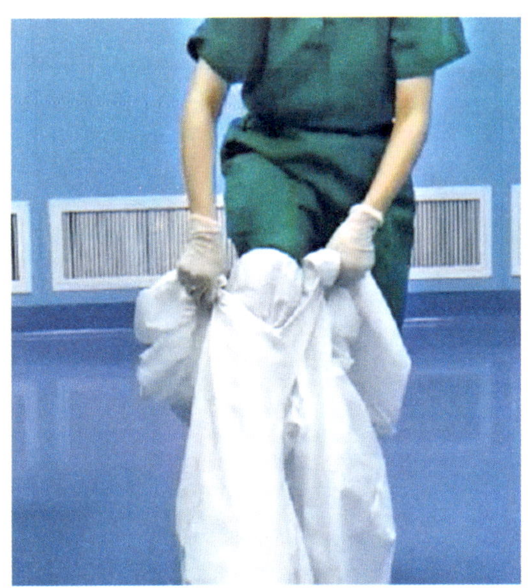

图 3-6　穿防护服下衣

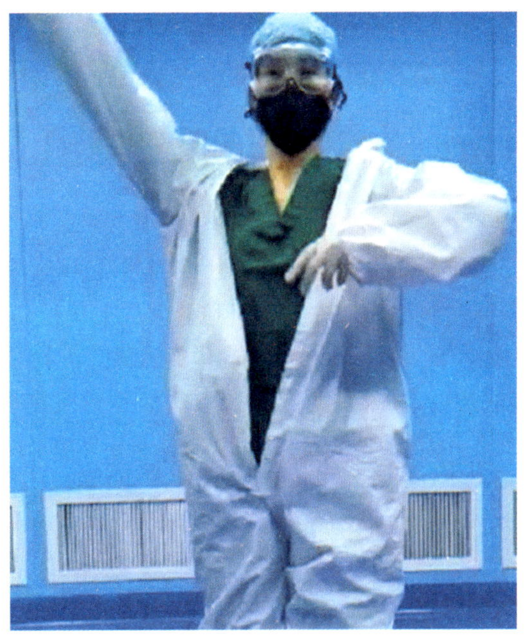

图 3-7　穿防护服上衣

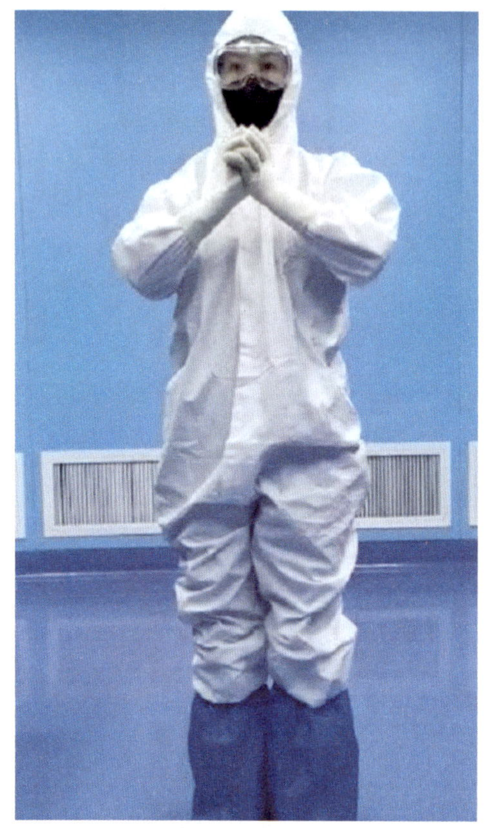

图 3-8　防护服穿着完毕

【脱除方法】

1. 脱分体防护服时应先将拉链拉开。向上提拉帽子，使帽子脱离头部。脱袖子、上衣，将污染面向里放入医疗废物袋。脱下衣，由上向下边脱边卷，污染面向里，脱下后置于医疗废物袋。

2. 脱连体防护服时，先将拉链拉到底(图 3-9)。向上提拉帽子，使帽子脱离头部，脱帽子(图 3-10)和上衣(图 3-11)；由上向下边脱边卷(图 3-12)，污染面向里直至全部脱下后放入医疗废物袋内(图 3-13)。

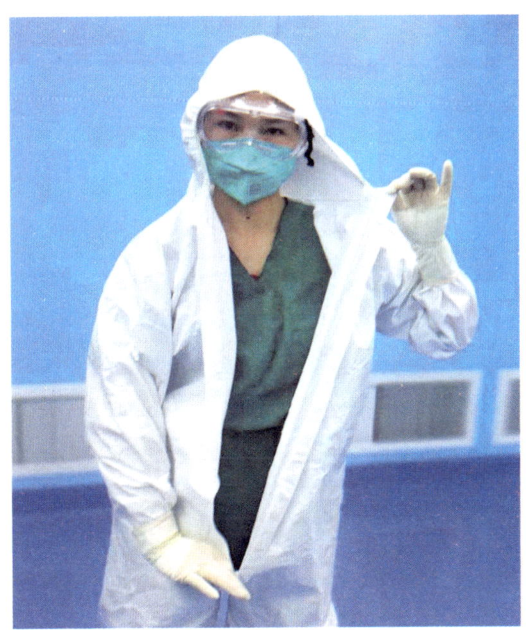

图 3-9　先将拉链拉到底

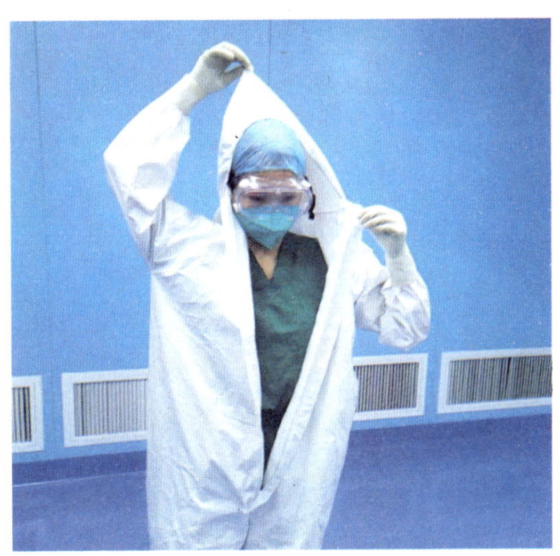

图 3-10　向上提拉帽子使帽子脱离头部

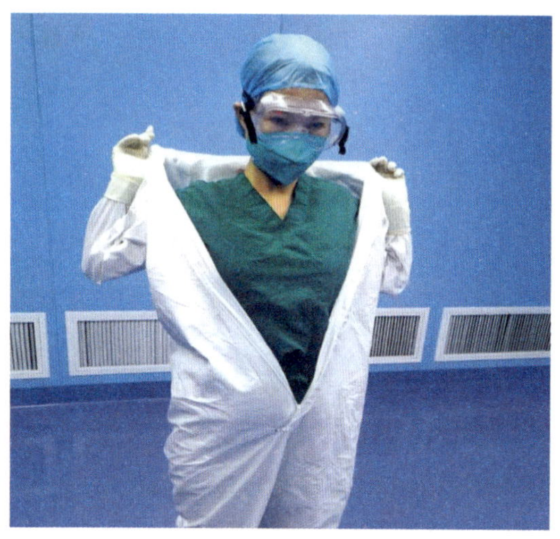

图 3-11　脱防护服上衣部分

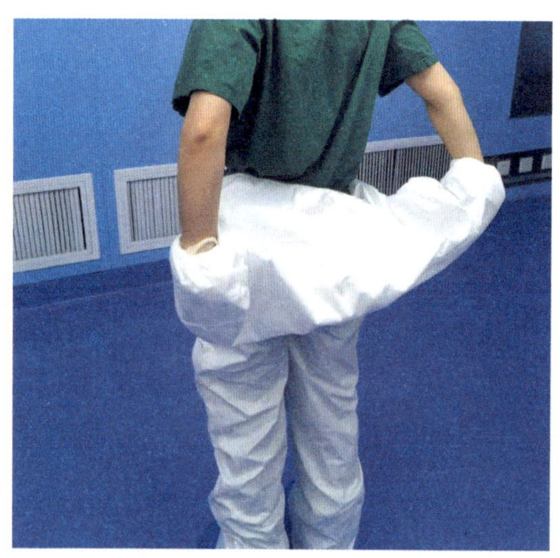

图 3-12　由上向下边脱边卷

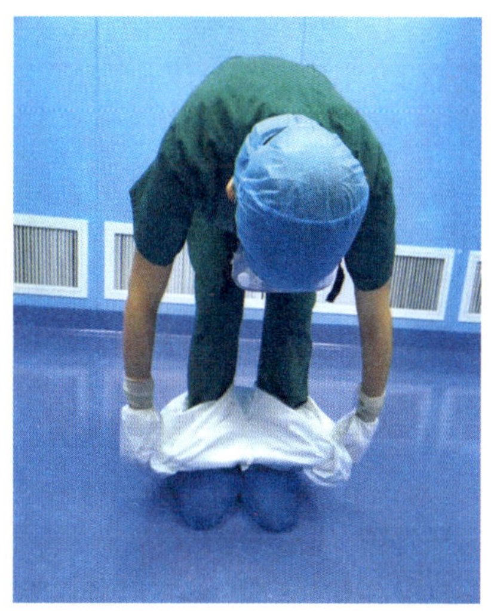

图 3-13　污染面向里直至全部脱下

【注意事项】

1. 防护服只限在规定区域内穿脱。

2. 穿前应检查防护服有无破损；穿时勿使衣袖触及面部及衣领，发现有渗漏或破损应及时更换；脱时应注意避免污染，如手触碰衣领以外的地方、面部触碰到防护服污染面、衣领触碰到防护服污染面、脱防护服时手触碰到污染面等[2]。

3. 防护服为一次性使用，不得清洗与消毒重复使用[3]。

六、穿脱防护用品应遵循的程序

【穿戴程序】

1. 从清洁区进入潜在污染区　洗手→戴帽子→戴医用防护口罩→穿工作衣裤→换工作鞋→进入潜在污染区。手部皮肤破损者戴乳胶手套。

2. 从潜在污染区进入污染区　穿隔离衣或防护服→戴护目镜 / 防护面罩→戴手套→穿鞋套→进入污染区。

【脱除程序】

1. 离开污染区进入潜在污染区前　摘手套、消毒双手→摘护目镜/防护面罩→脱隔离衣或防护服→脱鞋套→洗手和/或手消毒→进入潜在污染区,洗手或手消毒。

用后物品分别放置于专用污物容器内。

2. 从潜在污染区进入清洁区前　洗手和/或手消毒→脱工作服→摘医用防护口罩→摘帽子→洗手和/或手消毒后,进入清洁区。

3. 进入清洁区后　沐浴、更衣→离开清洁区。

七、医务人员分级防护原则

医疗机构和医务人员应当强化标准预防措施的落实,做好诊区、病区(房)的通风管理,严格落实《医务人员手卫生规范》要求,佩戴医用外科口罩/医用防护口罩,必要时戴乳胶手套。

分级防护定义为认定患者的血液、体液、分泌物、排泄物均具有传染性,必须进行隔离,不论是否有明显的血迹污染或是否接触不完整的皮肤与黏膜,接触上述物质者,必须采取防护措施。

分级防护的基本特点为:既要防止血源性疾病的传播,也要防止非血源性疾病的传播。强调双向防护,即防止疾病从患者传至医务人员,又防止疾病从医务人员传至患者。

根据疾病的主要传播途径,采取相应的隔离措施,包括飞沫隔离、接触隔离和空气隔离防护措施[4],根据不同情形,做好以下防护:

接触患者的血液、体液、分泌物、排泄物、呕吐物及污染物品时:戴清洁手套,脱手套后洗手。可能受到患者血液、体液、分泌物等喷溅时:戴医用防护口罩、护目镜、穿防渗隔离衣。为疑似患者或确诊患者实施可能产生气溶胶的操作(如气管插管、无创通气、气管切开,心肺复苏,插管前手动通气和支气管镜检查等)时:①采取空气隔离措施;②佩戴医用防护口罩,并进行密闭性能检测;③眼部防护(如护目镜或面罩);④穿防体液渗入的长袖隔离衣,戴手套;⑤操作应当在通风良好的房间内进行;⑥房间中人数限制在患者所需护理和支持的最低数量。分级防护定义为认定患者的血液、体液、分泌物、排泄物均具有传染性,必须进行隔离,不论是否有明显的血迹污染或是否接触不完整的皮肤与黏膜，接触上述物质者，必须采取防护措施[5]。医务人员分级防护可分为一般防护、一级防护、二级防护、三级防护。

【一般防护】

适用于普通门（急）诊、普通病房的医务人员。

防护过程中严格遵守标准预防的原则，工作时应穿工作服、戴外科口罩，认真执行手卫生等。

【一级防护】

也称基本防护，适用于发热门（急）诊的医务人员。

1. 严格遵守标准预防的原则。严格遵守消毒、隔离的各项规章制度。

2. 工作时应穿工作服、戴工作帽和外科口罩，必要时穿隔离衣、戴乳胶手套。严格执行手卫生。结束工作时进行个人卫生处置，并注意呼吸道与黏膜的防护。

【二级防护】

也称加强防护，适用于呼吸道传染性疾病的留观室、隔离区的医务人员。

1. 严格遵守标准预防的原则，根据传染性疾病的传播途径，采取相应的隔离措施，并严格遵守消毒、隔离的各项规章制度。

2. 进入隔离区和专门病区的医护人员必须戴防护口罩，穿工作服、防护服或隔离衣、鞋套、戴手套、工作帽。

3. 严格按照清洁区、半污染区和污染区的划分，正确穿戴和脱摘防护用品。注意呼吸道、口腔、鼻腔黏膜和眼睛的卫生与保护。

【三级防护】

也称严密防护，适用于为呼吸道传染性疾病患者实施吸痰、气管插管、气管切开等有创操作的医务人员。

三级防护，在二级防护的基础上，加戴面罩或全面型呼吸防护器。

（乌剑利　陈素华）

参考文献

[1] 中华人民共和国国家卫生健康委员会疾病预防控制局. 关于印发不同人群预防新型冠状病毒感染口罩选择与使用技术指引的通知 .2020-2-5.

[2] 中华人民共和国卫生部. 中华人民共和国医药行业标准:医院隔离技术规范:WS/T311-2009.2009-4-1.

[3] 中华人民共和国国家卫生健康委员会. 关于进一步加强疫情防控期间医务人员防护工作的通知 .2020-2-19.

[4] 中华人民共和国卫生部. 医院感染管理办法 .2006-9-1.

[5] 中华人民共和国国家卫生健康委员会. 医疗机构内新型冠状病毒感染预防与控制技术指南(第一版)(国卫办医函(2020)75 号). 2020-1-23.

第四章

孕产妇门诊防护

第一节　接诊医院及医务人员资质

一、接诊医院资质

（一）配备发热门诊，配备独立的产科急诊室[1]。根据医院条件，为产科门诊及病房尽可能创造独立进出通道，落实产房、产科、手术室院感防控要求。

【设置原则】

1. 医院发热门诊的设置应纳入医院总体建设规划，根据功能需要合理安排布局。

2. 发热门诊内部应严格设置防护分区，严格区分人流、物流的清洁与污染路线流程，采取安全隔离措施，严防交叉污染和感染。

3. 发热门诊的各类功能用房应具备良好的灵活性和可扩展性，做到可分可合，能适应公共卫生医疗救治需要。

4. 发热门诊严格执行各地卫生健康委员会制定的“发热门诊设置规范”，防止发生院内交叉污染和感染[2-3]。

【总体卫生要求】

1. 为防止交叉污染，发热门诊与其他建筑、公共场所应保持适当的间距。

2. 发热门诊应设置在医疗机构内独立区域。与普通门(急)诊相隔离。发热门诊应设有醒目的标志。

3. 发热门(急)诊与其他专用门诊应完全分隔,做到空气气流互不相通。发热门诊空调通风系统做到独立设置。

4. 发热患者的专用出入口和医务人员专用通道,发热门诊应增设清洁物品和污染物品的出入口;各出入口应设有醒目标志。

5. 发热门诊内应设有污染、半污染和清洁区,三区划分明确,相互无交叉,并有醒目标志。

6. 发热门诊应设有诊室、处置治疗室、留验观察室、医务人员更衣室;每室必须独立。

7. 发热门诊及产科急诊室内应尽量采用自然通风,自然通风不良的情况下,应安装足够的机械通风设施,进行强制排风。发热门诊业务用房应保持所有外窗可开启,室内空气保持流通。

8. 发热门诊的空调系统应独立设置,禁止使用下列空调系统:循环回风的空气空调系统;不设新风,不能开窗通风换气的水-空气空调系统;既不能开窗、又无新风、排风系统的空调系统;绝热加湿装置空调系统。设中央空调系统的,各区应独立设置;发热门诊设全新风空调系统,不设空调系统的,应确保自然通风。

9. 使用中央空调的应调整气流方向,使气流从清洁区到半污染区、再到污染区,污染区域内应保持负压。每周对空调系统清洗消毒1~2次,对空调冷却水集中收集,消毒后排放。

10. 发热门诊的污水、污物等废弃物应严格消毒,符合《医疗废物管理条例》《医疗卫生机构医疗废物管理办法》《医疗机构污水排放要求》《医院消毒技术规范》等卫生法规、规范、标准的要求。

11. 发热门诊内应设置专用的消毒室。

12. 发热门诊及产科急诊室各业务用房必须安装紫外线灯,配备非手触式洗手装置、消毒箱、纱窗纱门、防虫防鼠等消毒隔离和卫生设施。

【发热门诊具体设置标准】

1. 人员 配置经过培训的1~2名取得执业医师资格的医师,

3 名以上取得执业资格的护士，以保证 24 小时值班有效开展。

2. 设备

(1) 基本设备：适量诊察床、诊察桌、诊察凳、观察床、听诊器、血压计、体温计、污物桶、一次性压舌板、处置台、一次性注射器、一次性输液器、纱布罐、方盘、药品柜、紫外线灯、灭菌消毒器材、福尔马林熏蒸消毒柜、手消毒设施、心电图机等。

(2) 独立或相对隔离的 X 线检查室、CT 检查室。可进行新型冠状病毒核酸检测或咽拭子采样。

(3) 通信设施：工作间应有电话与外面联系，工作电话应对外公布。

3. 隔离消毒措施

(1) 工作人员着装。医护人员着防护性工作服，戴工作帽、医用外科口罩或医用防护口罩、一次性手套，套一次性鞋套。

(2) 污物桶内置一次性双层塑料袋，污物密封后在焚烧炉焚烧。

(3) 参照《医疗机构消毒技术规范》消毒处理诊疗环境、医疗器械等。

(4) 保持室内通风。

(5) 留验观察室床与床之间用屏风相对进行隔离。

(6) 留验观察患者应谢绝亲属探视或采取保护措施后探视，以防传染。

【接诊要求】

1. 医院门口和门诊大厅要设立醒目的发热门诊告示，其内容主要包括接诊范围、门诊方位、行走线路及注意事项等。

2. 导医人员负责为发热患者及陪同人员提供口罩并指导其正确佩戴，引入发热门诊就诊。

3. 严格执行《医疗机构传染病预检分诊管理办法》，医疗机构各科室的医师在接诊过程中，应当注意询问患者有关的流行病学史、职业史，结合患者的主诉、病史、症状和体征等对来诊的患者进行传染病的预检。经预检为传染病患者或者疑似传染病患者的，应当将患者分诊至发热门诊或者分诊点就诊，同时对接诊处采取必要的消毒措施。

4. 发热门诊的临床医师应对每一位就诊的发热患者进行初步的流行病学调查;不能明确诊断者,留验观察,积极治疗。发现疑似患者,应立即对患者进行隔离观察,并由院内专家组进行院内会诊。经院内会诊后确诊或疑似病例,应迅速按规定报告疫情。

5. 对呼吸道等特殊传染病患者或者疑似患者,医疗机构应当依法采取隔离或者控制传播措施,并按照规定对患者的陪同人员和其他密切接触人员采取医学观察和其他必要的预防措施。

6. 医疗机构不具备传染病救治能力时,应当及时将患者转诊到具备救治能力的医疗机构诊疗,并将病历资料复印件转至相应的医疗机构。

7. 转诊传染病患者或疑似传染病患者时,使用符合运送要求的专用车辆,并规范消毒。

8. 医院的发热门诊按有关要求做好数据的统计,发热病例监测日报表以日报形式向所在地疾病预防控制中心报告。

【记录要求】

1. 发热门诊登记的项目　包括姓名、性别、年龄、职业、家庭住址或现住址、联系电话(家属电话)、发病日期、初诊及复诊日期、主要症状体征等。

2. 问诊记录　有关的流行病学史、职业史,结合患者的主诉、病史、症状和体征。

3. 采样、化验记录　包括登记的项目应包括:姓名、性别、年龄、职业、家庭住址或现住址、联系电话(家属电话)、父母姓名及联系电话,发病日期、初诊及复诊日期、主要症状体征等,送检时间、人员,化验结果记录。

4. 医院自查记录单　包括发热门诊消毒记录单、特殊传染病患者转诊记录单、医院自查记录单(自查日期、检查人员、具体情况及反馈意见)、传染病防治知识培训记录。

5. 发热门诊数据统计及日报记录。

6. 疫情报告记录。

【规章制度】

1. 发热门诊实行 24 小时值班制。

2. 落实首诊负责制，不准拒收。

3. 发热门诊实行领导负责制。

4. 医疗机构应当定期对医务人员进行传染病防治知识的培训，培训应当包括传染病防治的法律、法规以及传染病流行动态、诊断、治疗、预防、职业暴露的预防和处理等内容。

5. 发热门诊医务人员的自我保护工作制度。

6. 建立健全发热门诊各项规章制度和人员岗位责任制，并认真贯彻执行。

7. 医疗机构内部发热门诊管理部门每月至少一次，检查督导发热门诊工作，并有检查的记录备查，以规范发热门诊管理。

（二）各地卫生健康委员会指定综合救治能力较强的助产机构作为疑似或确诊孕产妇产检和住院分娩定点医院。一般为县级(及以上)危重孕产妇救治中心[3]。组建由产科、儿科、呼吸科、感染科等多学科参与的专家指导组，指导危重感染孕产妇救治工作[4]。

承担新型冠状病毒肺炎孕产妇就诊定点医院任务的医疗机构，应当具备较强的危重孕产妇临床救治能力。各级危重孕产妇救治中心应当具备开展危重孕产妇救治工作所需的设施、设备、人员、服务能力等基本条件。

承担新型冠状病毒肺炎孕产妇就诊定点医疗机构要设立产科安全管理办公室，由分管院长具体负责，加强质量安全管理，协调建立高危孕产妇救治、转诊等机制，建立院内多学科分工协作机制，统筹协调相关业务科室的沟通合作，实现高危孕产妇全程管理以及危重孕产妇的有效救治、快速会诊和迅速转运。完善产科、儿科协作机制，鼓励产科与儿科共同确定分娩时机，儿科医师按照院内会诊时限要求准时到达，确保每个分娩现场有 1 名经过新生儿复苏培训的专业人员在场。

承担新型冠状病毒肺炎孕产妇就诊定点医疗机构的危重孕产妇救治中心应当成立由分管院长任组长，产科、儿科、重症医学科以及内科、外科、妇科、急诊科、麻醉科、放射科、输血科、检验科、药剂科、介入血管科等相关业务科室专家为成员的院内危重孕产妇急救小组(新型冠状病毒肺炎疫情防控期间，建议增加传染病科专家)，救治中心其他成员由以上相关科室医护人员组成。未设立内科、外科的妇幼保健院和妇产医院应当与综合救治能力较强的综合医院建立转会诊协作机制。救治中心可以根据需要配备适当数量的医疗辅助人员，有条件的可配备相关技术人员。

承担新型冠状病毒肺炎孕产妇就诊定点医疗机构的危重孕产妇救治中心应当按照功能任务要求系统化配置相关设施条件以及必要的监护和治疗设备，并保证开展危重孕产妇抢救应有的监护和诊疗技术项目。病区内应当配备中心监护系统，每床除配备完善的功能设备带或功能架，提供电、氧气、压缩空气和负压吸引等功能支持外，还应当配备床旁监护，进行心电、血压、脉搏、血氧饱和度、有创压力监测等基本生命体征监护。为便于安全转运患者，每个单元应当配备便携式监护仪、便携式呼吸机等设备。

二、接诊医务人员资质

1. 产科接诊医务人员应进行新型冠状病毒肺炎知识培训[1]，包括病例的发现报告、医疗救治、院感防控、密接管理、个人防护等内容，提高防控和诊疗能力[2,5]。

2. 产科接诊医师具备妊娠风险评估及高危孕产妇管理技能，根据孕产妇具体情况，必要时可适当调整产检时间。对有妊娠合并症、并发症等高危孕产妇，指导其按时接受产前检查，出现异常情况及时就医。指导孕产妇正确识别和应对临产征兆，及时前往助产机构住院分娩。对原建档机构为新型冠状病毒肺炎救治定点医院的孕产妇，及早做出合理安排；对其中临近预产期的，协调落实产检及分娩机构，及时通知到人，确保衔接。

3. 产科接诊医务人员应当接受过严格的专业理论和技术培训，须掌握相关法律法规，具有相应资质，能够胜任对危重孕产妇进行各项监测与治疗的要求。掌握重要脏器和系统的相关生理、病理及病理生理学知识、救治中心相关的临床药理学知识和伦理学概念。产科医师应当掌握高危妊娠的基本理论知识，包括妊娠及分娩并发症(妊娠高血压综合征、胎儿窘迫、产科出血、休克、DIC、羊水栓塞、严重感染、静脉血栓形成及肺栓塞症等)；妊娠合并症(心脏病、肝脏病、肾脏病、血液系统疾病、内分泌系统疾病、多脏器功能衰竭、外科合并症等);妊娠合并性传播疾病/艾滋病;阴道助产技术;新生儿急救的基础理论;危重孕产妇救治需要的其他知识。

产科接诊医务人员应掌握孕产妇危重症诊疗和救治的基本技能:分娩期并发症包括子宫破裂、羊水栓塞、重度子痫前期、子痫及其并发症、胎盘早剥、前置胎盘及其并发症等处理措施;产后出血及失血性休克防治措施;静脉血栓及肺栓塞等各种救治技能;新生儿窒息复苏技术及早产儿处理:危重孕产妇救治需要的其他技能。

4. 接诊所在医疗机构重症医学科医师应当掌握重症患者重要器官、系统功能监测和支持的基本理论知识:复苏、休克、呼吸功能衰竭、心功能不全、严重心律失常、急性肾功能不全、中枢神经系统功能障碍、严重肝功能障碍、胃肠功能障碍与消化道大出血、急性凝血功能障碍、严重内分泌与代谢紊乱、水电解质与酸碱平衡紊乱、肠内与肠外营养支持、镇静与镇痛、严重感染、多器官功能障碍综合征、免疫功能紊乱。

相关医师除一般临床监护和治疗技术外,应当具备独立完成以下监测与支持技术的能力:心肺复苏术、人工气道建立与管理、机械通气技术、纤维支气管镜技术、深静脉及动脉置管技术、血流动力学监测技术、胸腔穿刺术、心包穿刺术及胸腔闭式引流术、电复律与心脏除颤术、床旁临时心脏起搏技术、持续血液净化技术、疾病危重程度评估方法。

5. 接诊护士应当经过严格的专业培训,熟练掌握重症护理基本理论和技能。

6. 所有接诊医务人员应无发热、无呼吸道症状、无基础疾病(高血压、糖尿病、自身免疫性疾病及肿瘤)、非妊娠状态。

(乌剑利　陈素华)

参考文献

[1] 国家卫生健康委员会. 医疗机构内新型冠状病毒感染预防与控制技术指

南. 国卫办医函〔2020〕65 号 .2020.

［2］辽宁省产科疾病控制中心，辽宁省危重孕产妇抢救中心，辽宁省母胎医学中心. 辽宁省新型冠状病毒感染流行期间孕产妇管理指导意见 . 中国实用妇科与产科杂志，2020.36(2)：127-130.

［3］湖北省卫生厅. 发热门诊设置规范（鄂卫办发［2009］58 号）.2009-5-25.

［4］中华人民共和国卫生健康委员会. 全国新型冠状病毒感染疑似或确诊孕产妇产检和住院分娩定点医院名单 .2020-2-19.

［5］中华人民共和国卫生健康委员会. 关于加强新型冠状病毒肺炎疫情控制期间孕产妇疾病救治与安全助产工作的通知（肺炎机制发（2020）25 号）. 2020-2-9.

第二节　孕产妇就诊流程及注意事项

一、孕产妇就诊流程

所有孕产妇首先到医院门诊分诊台测量体温，了解流行病史，有无咳嗽、发热等新型冠状病毒肺炎症状，并进行预检分诊。

1. 体温正常孕产妇，经过预检分诊排查无异常者进入常规产检流程。

2. 发热孕产妇，如孕产妇体温≥ 37.3℃，则由专人引导至发热门诊就诊[1]。

发热门诊详细询问孕产妇的临床症状，以及流行病学史，并完善以下检查：血常规、C 反应蛋白、胸部 CT，告知患者进行胸部 CT 的必要性及进行必要的腹部防护。发热门诊建议同时进行呼吸道病原学八项及新型冠状病毒核酸检测。发热时请产科医师会诊，进行产前检查、胎心监护，必要时行胎儿超声等评估胎儿宫内安危。

发热孕产妇已临产或有急诊手术指征，由会诊医师联系妇产科总住院医师及二线值班医师，自发热患者专用通道及专用电梯（一般为医院病房大楼污物通道），由专人负责转运至产科隔离病房，并与值班医护人员交接，尽可能减少家属陪护，通道及电梯定时消毒[2]。

孕产妇若为确诊或疑似病例，且无临产或急诊手术指征，建议转至新型冠状病毒肺炎特殊患者（孕产妇）定点医院就诊[3]。

二、孕产妇就诊个人防护建议

1. 孕妇需要去医院就医时，应提前预约，分时段就诊，避免集中就诊，尽量减少在医院及室内停留的时间。尽量减少陪同检查人员，孕妇及陪同人员在就医途中及医院正确、全程佩戴医用外科口罩或者更高级别口罩。

2. 孕妇外出就医时尽量避免乘坐公共交通工具，注意防寒保暖，避免感冒。建议随身携带免洗洗手液或消毒湿巾(孕妇可用)，保持手卫生。在就诊途中及医院就诊过程中，与其他人员保持 1 米以上的距离。

3. 孕妇到医院门诊候诊区前，请配合医务人员进行流行病学调查及体温筛查。进行手卫生消毒后，再进入就诊区域，陪同检查人员不要进入就诊区域，以减少病毒暴露风险。

4. 查看检查结果者，请在候诊区排队，或可通过坐诊医师的在线咨询途径咨询结果，减少就诊区域的拥堵，保障空气流通。离开就诊区域，再次进行手卫生消毒。

5. 孕妇及家属在接触医院门把手、门帘窗帘、医务人员工作服等医疗物品后，建议使用免洗消毒液进行手消毒。手消毒前，避免双手接触口、鼻、眼等器官。

6. 孕妇及家属离开医院后，尽早以洗手液或肥皂水按六步洗手法洗手。回家后妥善处理口罩，及时更换衣物[4]。

三、孕产妇居家注意事项

1. 疫情防控期间，医师及孕妇根据每个孕妇的孕周、必查产检项目、特殊病情等调整产检时间[5]。孕产妇若无发热或呼吸道症状，无其他高危合并症及并发症，孕早、中期如确定宫内孕，无腹痛、无阴道出血等异常情况，也无必查产检项目，可与产科医师协商能否酌情推迟产检时间。但以下几项重要产检不可错过：11~13^{+6} 周应行 NT 检查，孕 16 周左右行唐氏综合征筛查，20~24 周预约胎儿系统超声检查，35 周后行胎心监护，产前检查确定分娩方式等。

2. 孕妇在家中需自行监测体重变化、胎动情况、有无阴道排液、出血、下腹痛及分娩产兆，必要时监测血压（尤其存在基础疾病、高血压者）。

3. 孕妇如出现头晕、头痛、视物模糊、心慌气短、胎动异常、血压升高、皮肤瘙痒、阴道出血、阴道排液等症状，及时就诊。不要因恐惧、担忧而延误就诊时间。

4. 同时建议孕妇在疫情防控期间每日监测体温、有无新型冠状病毒肺炎的临床症状，如发热、咳嗽、胸闷、呼吸困难、乏力、肌肉酸痛、腹泻、结膜炎等，如自觉出现异常症状，及时就诊。

（乌剑利　陈素华）

参考文献

[1] 中华人民共和国国家卫生健康委员会，国家中医药管理局. 新型冠状病毒感染的肺炎诊疗方案（试行第六版）. 2020-2-18.

[2] 武汉大学中南医院妇产科. 新型冠状病毒感染孕产妇管理实用指导. 2020-2-14.

[3] 中国医师协会妇产科医师分会母胎医师专业委员会，中华医学会妇产科分会产科学组，中华医学会围产医学分会，等. 妊娠期与产褥期新型冠状病毒感染专家建议. 中华围产医学杂志，2020，23（2）：73-79.

[4] 中国疾病预防控制中心. 新型冠状病毒感染的肺炎孕产妇预防临时指南 .2020-1-29.

[5] 华中科技大学同济医学院附属同济医院. 华中科技大学同济医院—新型冠状病毒感染的肺炎流行期间孕产妇及新生儿管理指导意见（第二版）. 2020-02-09.

第三节　医务人员门诊工作流程及注意事项

一、发热门诊

（一）接诊医院

各地应当在有条件的助产机构设置发热门诊，并及时向社会公布机构名单[1]。

（二）医务人员发热门诊工作流程

1. 建立预检分诊制度[2] 及时识别可疑病例，对发热孕产妇要由专人指引到发热门诊就诊。

2. 发热门诊对发热孕产妇进行排查[2]。

(1) 对于能够明确排除疑似感染的孕产妇，可转至普通门诊就诊。

(2) 对于疑似或确诊孕产妇，按照规定尽快转诊至定点医院。

(3) 严禁让疑似或确诊孕产妇自行转诊。

3. 判断疑似病例和确诊病例[3]。

(1) 疑似病例诊断标准：有以下流行病学史的任何 1 条，且符合临床表现中任意 2 条；无明确流行病学史的，符合临床表现中的 3 条。

1) 流行病学史：

①发病前 14 天内有武汉及周边地区，或其他有病例报告社区的旅行史或居住史；

②发病前 14 天内与新型冠状病毒感染者（核酸检测阳性者）有接触史；

③发病前 14 天内曾接触过来自武汉市及周边，或来自有病例报告社区的发热或有呼吸道症状的患者；

④聚集性发病。

2) 临床表现：

①发热和 / 或呼吸道症状；

②具有下列肺炎影像学特征：早期呈现多发小斑片影及间质改变，以肺外带明显，进而发展为双肺多发磨玻璃影、浸润影，严重者可出现肺实变，胸腔积液少见；

③发病早期白细胞总数正常或降低，或淋巴细胞计数减少。

(2) 确诊病例诊断标准：病原学证据阳性结果（实时荧光 RT-PCR 检测新型冠状病毒核酸阳性；或病毒基因测序，与已知的新型冠状病毒高度同源）。

4. 疑似或确诊病例 采取隔离防护措施并上报，由产科会诊医生对孕产妇进行产科情况评估，确定是否具有转运条件[4]。

(1) 评估内容：包括：进行产前检查、胎心监护，必要时行胎儿超声等评估胎儿宫内安危。

(2) 无临产或无急诊手术指征，可按照规定尽快转诊至定点医院。

(3) 已临产或有急诊手术指征，按照医院疑似或确诊孕产妇救治应急预案执行。由会诊医生联系妇产科总住院医生及二线值班医生，二线值班医生联系医务处和门办负责人，自发热患者独立出入通道(专用通道及专用电梯)，由专人负责转运至产科隔离病房或手术室。医务处和门办负责人联系手术室、麻醉科、新生儿科、感染科、呼吸科医生交接。

5. 具备转运条件的疑似或确诊孕产妇　按照规定尽快转诊至定点医院[5]。

(1) 医疗机构发现新型冠状病毒感染的肺炎病例时，需向本地卫生健康行政部门报告，由市级卫生健康行政部门组织急救中心，将病例转运至定点救治医院。

(2) 急救中心应当设置专门的区域停放转运救护车辆，配置洗消设施，配备专门的医务人员、司机、救护车辆负责新型冠状病毒感染的肺炎病例的转运工作。

(3) 医疗机构和急救中心应当做好患者转运交接记录，并及时报上级卫生健康行政部门。

(三) 注意事项

1. 着装

(1) 着装区：一级防护着装(工作服、隔离衣、工作帽和外科口罩)；

(2) 预检分诊处、普通诊室：二级防护着装(工作服、隔离衣或防护服、鞋套、手套、工作帽、医用防护口罩、护目镜)；

(3) 留观室及实施可引发气溶胶操作(呼吸道、血液、体液)：三级防护着装，除二级防护着装外，加戴防护面罩。

2. 交接班

(1) 交班前着装完毕。全体医护交接班，后续每一班均在发热门诊与前班值班医师交接班。

(2)了解患者接诊、处置及上级查房指示情况,牢记本班应注意的问题。

3. 发热门诊布局

(1)“三区”(清洁区、半污染区、污染区)。

(2)“二通道”(医务人员通道、患者通道)。

4. 发热门诊设置 一楼设置(预检分诊处、普通诊室、留观室、专家会诊室、采样室、检验科、CT室、药房等);二楼设置(儿童发热门诊区);通道设置等。

5. 了解各类防护用品的使用规范,学习各类发热门诊相关文件(预防感染控制技术、诊疗与救治方案、疫情报告流程等)。

6. 发热患者的接诊 严格按培训标准执行,排除新型冠状病毒感染的患者原则首诊在相应专科。

7. 下班后,严格按医院感染管理科要求顺序解除防护着装,到医院指定的地点休息。

二、产科急诊

(一)产科急诊接诊的医务人员资质

1. 医务人员须经规范化培训和指导。

2. 医务人员须满足产科急诊相关资质。

(二)医务人员产科急诊工作流程

1. 建立预检分诊制度[2] 及时识别可疑病例,对发热孕产妇要由专人指引到发热门诊就诊。对于发热门诊能够明确排除疑似感染的孕产妇,可转至产科急诊门诊就诊。

2. 产科急诊门诊工作内容

(1)对发热门诊能够明确排除疑似感染的孕产妇进行接诊。

(2)对发热门诊孕产妇进行会诊评估。

(3)对需要入院治疗非新型冠状病毒肺炎的孕产妇进行收治。

(4)对已临产或有急诊手术指征的孕产妇进行收治。

3. 接诊流程

(1)非新型冠状病毒肺炎信息收集与排查:对所有孕产妇了解是否有发热、乏力、咳嗽、咽痛、胸闷、腹泻等症状,询问有无流行病学病史，以及是否有相关检查结果（血常规、胸部CT和核酸检测等）。登记基本信息表并由孕产妇对信息真实性签字。

(2)完善血常规和胸部CT：对无明显新型冠状病毒流行病学关联，且无明显呼吸道症状的患者，建议完善血常规等基本检查，告知患者进行胸部CT的必要性及进行必要的腹部防护。

(3)完善产科检查：若病情危重超过28周即可建议进行胎心监护、必要时进行超声血流频谱测定评估胎儿宫内安危[6]。

(4)对无需入院的孕产妇提出指导：对于急性发热（72小时内，体温>37.3℃）且肺部影像学正常暂不能诊断疑似病例患者，若外周血淋巴细胞绝对值$<0.8\times10^9$/L，即使核酸检测未呈现阳性，胎儿宫内状态稳定也需要居家隔离密切观察、隔离期间注意胎儿宫内状态，指导孕妇妊娠30~32周后正确计数胎动，胎动异常者及时急诊就诊。

(5)收治入院：若有产科入院指征可收治入院。告知家属留陪一人，且建议和告知家属完善血常规和胸部CT的必要性。

(6)已临产或有急诊手术指征者：已临产或有急诊手术指征者，来不及排除疑似感染的孕产妇，按照医院疑似或确诊孕产妇救治应急预案执行。由会诊医生联系妇产科总住院医生及二线值班医生，二线值班医生联系医务处和门办负责人，自发热患者独立出入通道（专用通道及专用电梯），由专人负责转运至产科隔离产房或手术室。医务处和门办负责人联系手术室、麻醉科、新生儿科、感染科、呼吸科医生交接。

(三) 医务人员产科急诊注意事项

1. 着装要求（一级防护、二级防护、三级防护）。
2. 交接班，检查诊室仪器设备和耗材是否准备齐全。
3. 熟悉常用值班联系电话。

三、其他孕妇的孕产期保健

(一) 建议及原则

1. 建议　“非新型冠状病毒肺炎”孕产妇于指定医院行产检。

2. 原则　适时产检、自我监测、自身防护、线上问诊及远程医疗。

（二）产检策略

1. 适时产检　在新型冠状病毒感染流行期间，为减少人员聚集、减少可能的暴露及交叉感染，建议正常健康孕产妇减少孕期产检次数，仅进行关键必要的孕期检查，做好自身防护后，前往指定医院检查。

2. 自我监测　孕妇在家中勤通风、勤洗手、避免接触感染源。需做好自我监测，包括体重、体温、血压、血糖、胎动等，关注有无腹痛、阴道流血流液、分娩征兆等。同时，若有新型冠状病毒感染的可疑症状，如发热、咳嗽、咽痛、胸闷、呼吸困难、乏力、腹泻、结膜炎等，需及时就医。防范因顾虑当前疫情、延误就诊而导致的不良妊娠结局发生[5]。

3. 自身防护　去医院产检时，尽量减少陪同检查人员，孕妇及陪同人员均应全程佩戴医疗级别的口罩（医用外科口罩或医用防护口罩）；分时段就诊，避免集中候诊，尽量缩短就医时间；进入门诊候诊区前，请配合医务人员进行体温筛查，并进行手卫生消毒，再进入就诊区域，陪同检查人员不得进入就诊区域。离开就诊区域时，再次进行手卫生消毒[2]。

4. 线上问诊及远程医疗　鼓励患者及妇幼保健单位在疫情期间采取多种方式“互联网 +”医疗手段，包括微信、APP、电话、视频、线上孕妇学校，以及远程胎心监护、线上问诊、医疗联盟、远程医疗等，力求患者不出门也可以得到及时医疗指导。

5. 疫情期间高危孕妇的产检策略　高危孕妇易发生妊娠期合并症和并发症，建议孕妇遵医嘱进行产检，同时做好个人防护，缩短就诊时间。

（肖　娟　陈素华）

参考文献

[1] 中华人民共和国卫生健康委员会. 全国新型冠状病毒感染疑似或确诊孕产妇产检和住院分娩定点医院名单 .2020-2-19.

[2] 中华人民共和国卫生健康委员会.关于加强新型冠状病毒肺炎疫情控制期间孕产妇疾病救治与安全助产工作的通知.(肺炎机制发(2020)25号).2020-2-9.

[3] 中华人民共和国国家卫生健康委员会,国家中医药管理局.新型冠状病毒感染的肺炎诊疗方案(试行第六版).2020-2-18.

[4] 华中科技大学同济医学院附属同济医院.华中科技大学同济医院—新型冠状病毒感染的肺炎流行期间孕产妇及新生儿管理指导意见(第二版).2020-02-09.

[5] 中华人民共和国卫生健康委员会.新型冠状病毒感染的肺炎病例转运工作方案(试行).2020-1-27.

[6] 辽宁省产科疾病质控中心,辽宁省危重孕产妇抢救中心,辽宁省母胎医学中心,等.辽宁省新型冠状病毒感染流行期间孕产妇管理指导意见(第1版).中国实用妇科与产科杂志,2020,36(2):127-130.

第五章

孕产妇住院防护

第一节　临床诊断与住院收治原则

一、新型冠状肺炎诊断依据及分类

新型冠状病毒肺炎作为一种由新型冠状病毒(SARS-CoV-2)感染人体所导致的急性感染性肺炎,已纳入《中华人民共和国传染病防治法》规定的乙类传染病,要求按照甲类传染病管理[1,2]。全孕周的孕产妇均为新型冠状病毒肺炎的易感人群,因此所有孕产妇均应排查是否合并有新型冠状病毒肺炎。

(一) 新型冠状病毒肺炎的临床特点

1. 一般临床表现　以发热为主要表现,可合并干咳、乏力、呼吸不畅、腹泻等症状,流涕、咳痰等卡他症状少见。轻症患者,可无发热、咳嗽,仅表现乏力、胸闷或消化道症状。早期外周血白细胞总数正常或减低,淋巴细胞计数减少,可伴肝酶、肌酶和肌红蛋白增高。多数患者 C 反应蛋白和红细胞沉降率升高,降钙素原正常[3]。

肺部平片漏诊率高,推荐胸部 CT 检查。早期病变局限,呈斑片状、亚段或节段性磨玻璃影,伴或不伴小叶间隔增厚;胸腔积液或淋巴结肿大少见。

2. 进展期或重症病例的临床表现　部分患者(肺部或心血管基础疾病)起病一周后出现呼吸困难,可快速进展为急性呼吸窘迫综合征、难以纠正的代谢性酸中毒和出、凝血功能障碍。

进展期的重症患者的淋巴细胞进行性减少,重症病例C反应蛋白、红细胞沉降率、铁蛋白和D-二聚体显著增高。合并细菌感染患者的降钙素原可增高。影像学检查,进展期时肺部病灶增多、范围扩大,累及多个肺叶,部分病灶实变,磨玻璃影与实变影或条索影共存。重症期双肺弥漫性病变,少数呈“白肺”表现,实变影为主,合并磨玻璃影,多伴条索影,空气支气管征。

(二)新型冠状病毒肺炎的诊断

根据《新型冠状病毒肺炎诊疗方案(试行第六版)》,诊断分为疑似和确诊病例两种情况[2]。

1. 疑似病例　有流行病学史中的任何一条,符合临床表现中任意2条[3]:

(1)流行病学史:发病前14天内有武汉地区或其他有本地病例持续传播地区的旅行史或居住史;或发病前14天内曾接触过来自武汉市或其他有本地病例持续传播地区的发热或有呼吸道症状的患者;有聚集性发病;与确诊新型冠状病毒感染者有接触史。

(2)临床表现:发热和/或呼吸道症状;具有上述肺炎影像学特征;发病早期白细胞总数正常或降低,或淋巴细胞计数减少。

2. 确诊病例　符合疑似病例标准的基础上,具备以下病原学证据之一:呼吸道标本或血液标本实时荧光RT-PCR检测新型冠状病毒核酸阳性;呼吸道标本或血液标本病毒基因测序,与已知的新型冠状病毒高度同源[3]。根据患者病情轻重程度不同,确诊患者分为轻型、普通型、重型、危重型四种类型:

(1)轻型:临床症状轻微,影像学未见肺炎改变。

(2)普通型:具有发热、呼吸道症状,影像学有肺炎改变。但是有如下表现时,具有向重型发展的可能性:①持续高热;②高龄;③合并严重内外科疾病(肺部疾病及心血管疾病);④前后两次对比肺部CT进展迅速。

(3)重型:临床出现下列任何一条即诊断为重型:①呼吸窘迫,

RR ≥ 30 次 /min；②静息状态下，指氧饱和度≤ 93%；③动脉血氧分压（PaO_2）/ 吸氧浓度（FiO_2）<300mmHg。

(4) 危重型：符合以下情况之一者为危重型患者：①出现呼吸衰竭，且需要机械通气；②出现休克；③合并其他器官功能衰竭需 ICU 监护治疗。

二、产科临床诊断及其他注意事项

孕产妇属于新型冠状病毒肺炎易感人群，其临床表现、实验室检查及肺部影像学与非孕成人类似。临床诊断标准同非孕成人。但是由于妊娠是一个特殊的生理过程，胎儿在母体的保护下孕育长大，目前尚未找到明确的宫内垂直传播的证据，因此对于合并新型冠状病毒肺炎的孕产妇，在进行诊断时需要关注母体产科情况、胎儿宫内生长发育情况以及胎儿宫内安危情况进行综合判断。在对合并新型冠状病毒肺炎的孕产妇进行诊疗时须注意如下事项。

1. 孕妇属于特殊人群，应重点评估宫内胎儿情况，包括孕周是否吻合、胎动情况、胎儿大小（双顶径、腹围、股骨长等）、羊水量的多少、脐血流 S/D 比值变化、胎心监护反应情况，根据患者呼吸系统疾病及妊娠孕周、胎儿成熟度情况进行综合分析。

2. 推荐所有孕妇住院前需完善低剂量胸部 CT 检查，并向孕妇及家属充分告知病情及风险；建议陪伴孕妇入院的家属同时进行肺部 CT 的检查。

3. 终止妊娠前如需促胎肺成熟，推荐使用地塞米松。

4. 建议组建多学科诊疗团队（multiple disciplinary team，MDT）包括产科医师、新生儿科医师、感染科医师、呼吸内科医师、ICU 医师、麻醉科医师、影像学科医师、检验科及病理科医师，负责治疗产科隔离病区所有新确诊及高度疑似孕产妇，具体治疗方案参照前述。

5. 注意新生儿筛查及防护，建议确诊孕产妇的新生儿，无论其分娩方式如何，应在出生后隔离观察 14 天，由专人进行护理。

（张 莹　刘海意　曾万江）

参考文献

[1] 中华人民共和国国家卫生健康委员会.关于新型冠状病毒肺炎暂命名事宜的通知.2020-2-10.

[2] 中华人民共和国国家卫生健康委员会.国家卫生健康委关于修订新型冠状病毒肺炎英文命名事宜的通知(国卫医函[2020]70号).2020-2-22.

[3] 国家卫生健康委办公厅.关于印发新型冠状病毒肺炎诊疗方案(试行第六版)的通知(国卫办医函[2020]145号).2020-2-18.

第二节　住院流程

一、新型冠状肺炎孕产妇收治原则

治疗应根据患者呼吸系统疾病及妊娠孕周、胎儿情况进行综合分析。所有已确诊的孕产妇,如需急诊剖宫产或者需分娩,则直接送入负压手术室进行手术或者顺产接生,产后或者术后如病情平稳,直接送入感染科病区进行隔离治疗;如病情不稳定,则转入ICU隔离病房进行治疗。如孕妇无急诊终止妊娠的指征,则由门诊收入感染科病区或是定点收治新型冠状病毒肺炎孕妇的医院。如为高度疑似的孕产妇入住产科隔离病区,同时立即启动感染预防与控制措施(infection prevention and control,IPC)。所有发热或肺部CT提示异常的孕产妇均视为疑似病例。

终止妊娠前如需促胎肺成熟,推荐使用地塞米松。具体分娩方式可启动院内多学科诊疗团队行综合评估,包括孕妇自身的耐受能力及宫内胎儿情况。阴道分娩或剖宫产何种方式更安全尚无定论。若出现胎儿窘迫或产妇病情控制不理想,诊断为重症或危重病例则可能需立即剖宫产终止妊娠。无论分娩或者手术均应在负压隔离病房或者手术室进行。

根据孕周不同,合并新型冠状病毒肺炎孕产妇的治疗原则如下[1,2]:

1. 孕周<28 周　感染科治疗为主，积极抗感染治疗，尽量延长孕周。吸氧并动态观察胎儿情况，如孕妇病情稳定，无持续高热及病情进展，可继续妊娠；如持续高热，病情进展、加重，及时终止妊娠，必要时剖宫取胎。

2. 孕周≥28 周　积极抗感染治疗，密切监测胎儿宫内情况；使用地塞米松促胎肺成熟；如持续高热，病情进展、加重，及时剖宫产终止妊娠。如新生儿为早产，及时转入新生儿科。

3. 剖宫产终止妊娠指征　新型冠状病毒肺炎并非阴道分娩的禁忌证，但是由于新型冠状病毒肺炎病情变化更为复杂，因此可以适当放宽剖宫产指征。除常见的剖宫产指征以外，尤其应当注意如下情形如果存在，则考虑剖宫产终止妊娠：①重症肺炎，病情控制不理想；②各种产科急诊情况如胎膜早破、胆汁淤积综合征、重度子痫前期等，不能排除胎儿窘迫；③临产后产程进展异常、估计短期无法分娩等；④妊娠合并高血压、糖尿病、心脏病等合并症，合并症控制不理想有可能危及母体安全者。

二、门诊检查、收治与入院流程

疫情发生情况下，所有就诊患者均应首先排查有无合并新型冠状病毒肺炎。因此门诊急诊应强调接诊流程中体温、流行病学史等情况的采集[3]。

1. 设立妇产科门诊预检分诊台　所有孕产妇进入诊疗区域之前首先了解有无新型冠状病毒肺炎患者密切接触史，有无咳嗽等症状，测量体温并进行预检分诊。

2. 分诊流程　经过预检分诊排查无异常者进入常规产检流程。发热孕产妇(体温≥37.3℃)由专门人员引导至发热门诊就诊。发热门诊医师应详细询问孕产妇的临床症状，以及流行病学史(如起病前 14 天内有无与确诊或疑似新型冠状病毒肺炎患者密切接触等)，并完善以下检查：血常规、C 反应蛋白(CRP)、胸部 CT(强调：低剂量 CT 筛查)，告知患者进行胸部 CT 的必要性及进行必要的腹部防护。同时排查呼吸道病原学八项及“新型冠状病毒核酸”咽拭子(注意：感染 SARS-CoV-2 后仍可能伴有流感病毒、支原体感染或混合感染)。特别需要注意的是:在已有确诊病例中,部分疑似患者症状不典型,仅表现出如乏力、肌肉酸痛、腹泻、咳嗽等症状,或仅有生化指标如转氨酶和/或乳酸脱氢酶升高,故有条件者可同时检测血生化指标。发热门诊请产科医师会诊并进行产前检查,进行胎心监护、超声检查等评估胎儿宫内安危。若为新型冠状病毒肺炎确诊或高度疑似病例,且无临产或急诊手术指征,则建议转至新型冠状病毒肺炎特殊患者定点医院就诊。

三、急诊转运与入院流程

(一) 急诊转运流程

发热孕产妇已临产或有急诊入院指征者,由会诊医师联系产科护士长以及产科值班总住院医师,收到通知后由护士长联系分诊台,启用发热患者专用通道(与普通患者通道区别显眼)及专用电梯,由专人负责转运至产科隔离病房,并与值班医护人员交接,尽可能减少家属陪护,通道及电梯定时消毒。

(二) 疑似或确诊合并新型冠状病毒肺炎孕产妇

在收治过程中,应遵循下面的流程说明:

1. 急诊科内设立产科诊室,安排一位产科医师坐诊,了解可收床位数目,对就诊孕产妇进行预检分诊,把孕产妇分检为"确诊""疑似""正常"三类。

2. "确诊孕产妇"的处理 ①首诊医师引导"确诊新型冠状病毒肺炎孕产妇"到发热门诊进行进一步评估,开立入院证,完善相关检查。②发热门诊医师联合产科高年资医师评估该孕产妇是否需要立即终止妊娠,如有紧急终止妊娠需要,应立即通知手术室、产科病房、感染科病区及助产士,做好相应准备工作;如没有紧急终止妊娠的需要,则应按照定点收治的规定将患者收入孕产妇定点收治医院。

3. "疑似孕产妇""正常孕产妇"的处理 根据发热、咳嗽、接触史、CT 检查、核酸检测,如判断孕产妇为新型冠状病毒肺炎疑似患者或正常患者,则开立入院证,电话联系病房询问床位,并在入院证上注明就诊楼层,指导患者前往指定病区就诊,设立发热患者专门通道进入指定病区。

首诊医师电话通知病房准备床单位，住院部医师准备接诊患者。需要注意的是，疑似患者均应与正常或确诊患者隔离安置，要求疑似患者必须单间安置。

4. 发热孕妇特定入院通道建立　为方便指引患者按照正确路线入院、减少与其他人员的交叉接触，应于门口设置门卫，指导正常患者及疑似人员通道方向。门卫须凭借孕产妇手中开具的入院证，对患者实行分类指引，若无入院证，则指导孕产妇前往指定地点进行预检分诊。

5. 确诊 / 疑似孕产妇就诊路线　应为疑似患者、正常患者分别建立专门通道，以使疑似患者与正常患者区别行进。而对于确诊病例，则需准备独立的新型冠状病毒肺炎手术室。新型冠状病毒肺炎手术室的相关要求见相关章节描述。

孕产妇是易感人群，妊娠期妇女对病毒性呼吸系统感染的炎症应急反应性明显增高，病情进展快，尤其是中晚期妊娠，易演变为重症。有些孕妇新型冠状病毒肺炎表现不典型，需及时筛查。因为疾病正在流行期，一旦出现了疑似病例，一定要进行排查，筛查程序和普通人群的筛查程序相同。

四、医务人员住院部患者管理流程及注意事项

（一）接诊

经门诊分诊收入院的患者，住院部做好接诊准备，患者接诊包括病房准备及医护人员接诊。

1. 病房接诊　分别设置疑似孕妇病房及确诊孕妇病房，所有孕妇收住单间病房进行隔离。如床位紧张，则确诊的孕妇可收治同一间隔离病房，与其他患者床位相隔至少 1 米，并以屏风或布帘相隔。

2. 医护接诊　医护做好个人防护，防护用品包括：穿戴工作服、一次性工作帽、一次性手套、医用一次性防护服、医用防护口罩（N95 及以上）或动力送风过滤式呼吸器，护目镜 / 防护面屏、工作鞋或胶靴、防水靴套等。在诊疗工作和脱摘个人防用品过程中，严

格执行手卫生。

3. 病史采集　详细询问孕妇病情，包括流行病学史采集及临床表现，同时询问患者既往是否完善相关检查及治疗，记录并完善病历内容。

（二）入院的初步检查与评价

住院需完善血常规、尿常规、肝肾糖电解质全套、凝血象、D-二聚体、C反应蛋白、降钙素原、心肌酶、乳酸脱氢酶、血沉、肌钙蛋白、呼吸道病毒七项核酸检测等实验室检查，同时完善低剂量胸部CT等影像学检查，如患者入院前行CT检查，根据患者病情变化，必要时再次复查胸部CT。

完善患者入院检查后，联系医院感染科及呼吸科会诊，通过入院检查结果对孕妇病情进行评估，根据病情制订个体化的诊疗方案。

（三）查房管理制度

患者入院后，应按照三级医师查房制度进行管理。住院医师应每日查看患者至少两次以上，倾听患者的主诉，查房后及时书写记录、更改医嘱，病情出现变化时及时向上级医师反映；主治医师要求对所分管患者进行系统查房，尤其对新入院、重危、诊断未明、治疗效果不佳的患者进行重点检查与讨论；听取住院医师和护士的反映，倾听患者的陈述，检查住院医师书写的病历并纠正其中的错误记录，了解患者病情变化并征求对饮食、生活的意见，检查医嘱执行情况及治疗效果，决定出、转院问题。主任（副主任）医师查房，要重点解决疑难病例；审查对新入院、重危病员的诊断、治疗计划；决定特殊检查治疗是否需要进行；抽查医嘱、病历、护理质量，对住院医师及主治医师进行诊疗以及临床操作的指导。

（四）个人防护措施

1. 医护个人防护注意事项　妇产科一线医护人员应当进行岗前筛查和SARS-CoV-2知识培训，进行院感知识培训及考核，严格执行国家卫生健康委员会《医疗机构内新型冠状病毒感染预防与控制技术指南》的相关要求。其中普通病房一般诊疗活动应采用一级防护，包括穿戴一次性工作帽、一次性医用外科口罩、工作服，必要时戴一次性乳胶手套；对于与确诊或疑似患者有密切接触的诊疗活动时应进行二级防护，包括：穿戴一次性工作帽、医用防护口罩、医用外科口罩、护目镜 / 防护面屏、防护服、一次性乳胶手套、工作鞋 / 鞋套、防水靴套，做好个人防护；对于为患者实施吸痰、气管插管和气管切开等有可能发生喷射或飞溅操作的医务人员应执行三级防护，即在二级防护外，加戴全面型呼吸防护器。要合理安排医务人员工作，避免过度劳累，保证足够的休息及营养，使医务人员保持良好的抵抗力。

2. 患者与陪护人员的个人防护　对所有在院患者及其家属采取标准预防，即将所有患者及家属的血液、体液、分泌物都视为有传染性，根据传播途径，在标准预防基础上做好接触隔离、飞沫隔离、空气隔离。严格探视制度，对于确诊患者，禁止探视禁止陪护；对于疑似或正常患者，也严格限制一个陪伴人员，且整个住院过程中，尽可能不要更换陪护人员。陪护人员也禁止随意走动。

3. 指导医务人员、所有患者及家属遵循呼吸道卫生礼仪，佩戴医用外科口罩，打喷嚏或咳嗽时用纸巾或肘部衣袖遮住口鼻，勤洗手。医务人员严格执行手卫生，使用非手触式水龙头的流动水清洗手后，使用一次性擦手纸巾擦干双手。卫生手消毒时首选速干手消毒剂，推荐使用含氯、酒精、过氧化氢等手消毒剂。医务人员在办公区及生活区不集中活动，尽量保持 1 米以上距离，如分次吃饭、休息等。

4. 保证诊疗器械及防护物品安全，尽量使用一次性、符合国家有关标准的医疗用品及防护用具，可重复使用的物品确保清洗、消毒或灭菌达到使用要求，医疗垃圾按要求分类处理。

5. 与确诊感染或疑似感染的孕产妇密切接触的医护人员应当相对隔离，避免到处走动，避免广泛接触。每日监测体温及呼吸系统症状，当出现发热、咳嗽、气短等症状时，应立即隔离，进行肺部 CT 检查，并进行核酸试剂检测，上报医院医务处。未有明确结果之前，主动自我隔离，直到排除感染。

6. 结束隔离病区工作后，应当做咽拭子检查及血常规检查，有条件者可进行肺部 CT 检查，有异常者应当接受严格隔离观察；

无异常者普通隔离观察 2 周后上岗工作。

7. 隔离病房责任护士防护及隔离要求　①戴 N95 口罩;②戴护目镜(非一次性耗材,浸泡到 2 000mg/L 含氯消毒液 1 小时后再用流动水冲洗干净待干);③进出隔离病房穿隔离衣,密切接触操作穿防护服;④进入房间穿一次性鞋套;⑤采样等操作时戴双层橡胶手套。

(张　莹　刘海意　曾万江)

参考文献

[1] 中国医师协会妇产科医师分会母胎医师专业委员会,中华医学会妇产科学分会产科学组,中华医学会围产医学分会,等. 妊娠期与产褥期新型冠状病毒感染专家建议. 中华围产医学杂志,2020,23(2):73-79.

[2] 华中科技大学同济医学院附属同济医院. 武汉同济医院 - 新型冠状病毒感染的肺炎流行期间孕产妇及新生儿管理指导意见(第二版).2020-2-9.

[3] 国家卫生健康委办公厅. 国家卫生健康委办公厅关于印发新型冠状病毒感染的肺炎病例转运工作方案(试行)的通知.(国卫办医函〔2020〕76 号).2020-1-27.

第三节　住院部区域划分及防护

妊娠是一种特殊的生理过程,胎儿在母体的保护下生长发育。但是孕妇本身是新型冠状病毒的易感人群,国内已有多例孕妇感染确诊病例,涉及早、中、晚期的整个孕期。按照“确诊患者百分之百应收尽收、疑似患者百分之百核酸检测、发热患者百分之百进行检测、密切接触者百分之百隔离、小区村庄百分之百实行 24 小时封闭管理”原则,妊娠合并新型冠状病毒肺炎患者应收入院进行管理,入院后既要做好医护人员防护,同时也要避免患者间的交叉感染[1]。

根据新型冠状病毒肺炎分类诊断标准,孕产妇可以根据其是否合并新型冠状病毒肺炎分为三类人群:正常、疑似及确诊病例。门诊筛查无暴露病史、无阳性体征及肺部改变患者为正常孕妇,收入普通产科病房，而疑似、或确诊患者，均应收入产科隔离病房，且疑似患者需要单独收治，不可与确诊患者一起收治；如病情危重，则应收入隔离 ICU 病房。

一、病房设置与空间要求

（一）普通产科病房

单间病房可以起到有效的隔离，因此有条件的话，普通病房收治孕妇应尽量收住单间病房。如果条件不允许，则应保证患者床位间隔至少 1 米以上，并以屏风或布帘相隔。病房内应关闭中央空调，确保通风良好。

严格探视制度，每位患者只允许一名家属陪同，该家属应为身体健康、无密切接触史的直系亲属，入院前陪护家属也建议接受必要的检查，包括流行病学史询问、血常规、C 反应蛋白（CRP）以及胸部 CT 检查。原则上入院后直至出院不得更换陪护人员。所有在院人员，均应佩戴医用外科口罩，指导患者及陪护人员在病房内活动，尽量减少不同患者间的接触，包括陪护人员的相互接触；咳嗽或者打喷嚏时用纸巾或手肘捂住口鼻，并立即洗手消毒。

（二）隔离产科病房设置

隔离产科病房设置两道、三区、两带。两道即医务人员通道、患者通道；三区即清洁区、半清洁区、污染区；两带即在清洁区与半清洁区之间设置第一个缓冲带，在半清洁区与污染区之间设置第二个缓冲带，缓冲带的设置可拉大清洁区与污染区的距离。隔离病区内应张贴醒目的分区标识，以帮助医务人员明确三区、两带的界定[2,3]。具体如图 5-1 所示。

二、隔离防护措施及穿脱防护服顺序

正确的穿脱防护服，确保污染与清洁的有效区分，才可以保证对一线人员的有效防护。尤其是脱防护服的过程，如果出现错误，则等同于未进行防护。防护用品及具体穿脱顺序如图 5-2 所示。

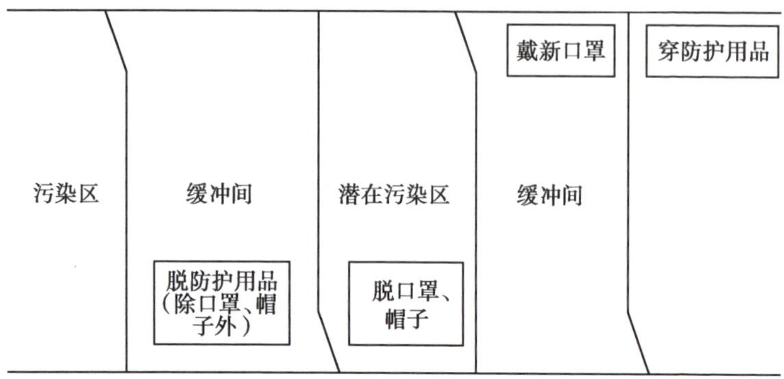

图 5-1　隔离病房“两道三区二带”设置图示

穿戴防护用品程序
(WS/T511-2016)
手消毒
戴医用防护口罩
戴一次性圆帽
戴防护眼罩
穿防护服
穿鞋套
戴手套
摘脱防护用品程序
(WS/T511-2016)
脱鞋套
摘掉手套—手消毒
脱防护服—手消毒
摘防护眼罩—手消毒
摘一次性圆帽
摘医用防护口罩—手消毒
更换个人衣物

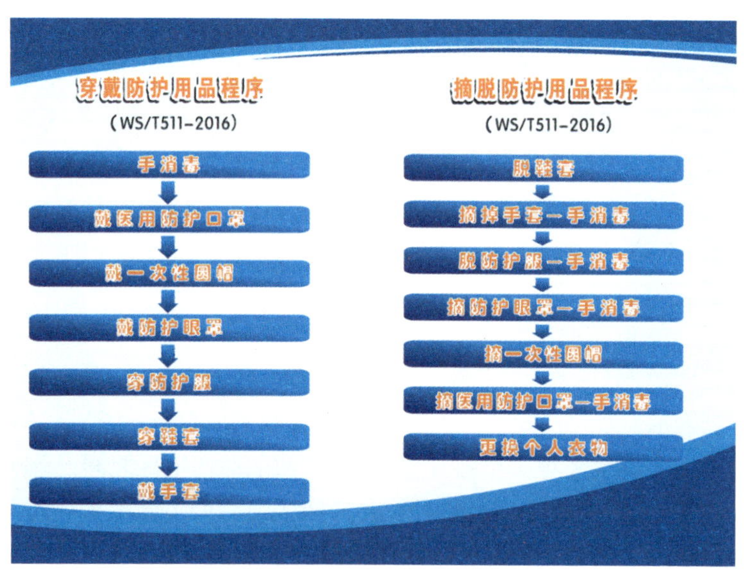

图 5-2　防护用品及穿脱顺序

三、路径管理

从清洁区→污染区的经过：①工作人员通道进入清洁区穿好防护服装备（室内有穿衣流程、镜子）→②下一室“缓冲区”→③下一室“潜在污染区”→④进入污染区（病区或诊室）；注意每一室都要随手关门，避免空气对流。

从污染区（病区或诊室）→清洁区的经过：①单独脱防护服房间脱手套、防护服、眼罩（眼罩浸泡含氯消毒100mg/L，室内有脱衣流程、镜子），洗手（需要注意的是此步骤应为单独进行，不可多人聚集同时进行）→②下一室“脱帽子、口罩”，洗手→③下一室“潜在污染区”→④下一室“缓冲区”→⑤清洁区；注意每一室都要随手关门，避免空气对流。

四、病房的环境、物品、物体表面日常清洁消毒方法（图5-3）

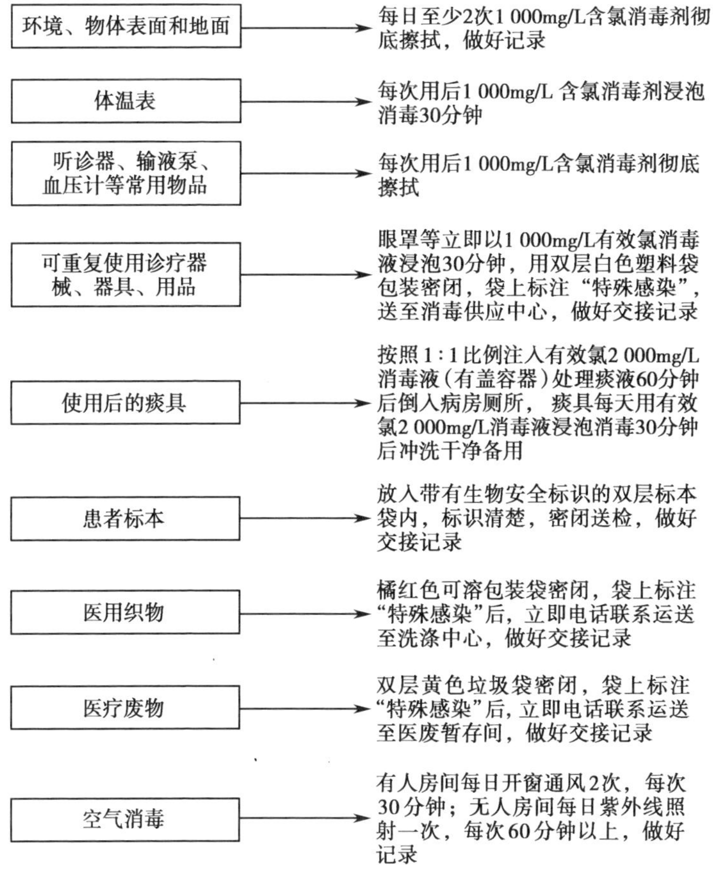

图5-3　病房的环境、物品、物体表面日常清洁消毒方法

五、出院后的终末处理

隔离病区患者出院或转科后，用紫外线照射 60 分钟以上后开窗通风，做好记录；必要时进行过氧化氢空气喷雾法消毒。根据消毒空间体积，每 $4m^2$ 喷雾时间为 1 分钟，每次喷雾结束后房间需静置 120 分钟后方可进入，然后通风 30 分钟以上。机器使用前后用含 1 000mg/L 有效氯消毒液进行机身表面的擦拭消毒。病房的环境、物品、物体表面则参照日常清洁消毒方法进行处置[3]。

六、为疑似或确诊患者进行气溶胶操作的医务人员个人防护指引

如图 5-4 所示，在医务人员进行吸痰、气管切开、气管插管、咽拭子采样以及支气管镜操作的高危行为时，务必按照要求正确穿、脱防护用品。

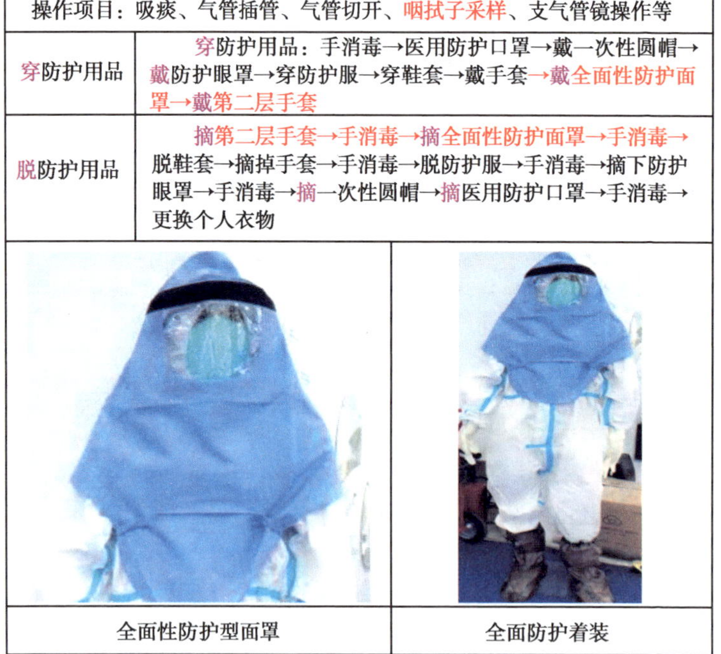

操作项目：吸痰、气管插管、气管切开、咽拭子采样、支气管镜操作等	
穿防护用品	穿防护用品：手消毒→医用防护口罩→戴一次性圆帽→戴防护眼罩→穿防护服→穿鞋套→戴手套→戴全面性防护面罩→戴第二层手套
脱防护用品	摘第二层手套→手消毒→摘全面性防护面罩→手消毒→脱鞋套→摘掉手套→手消毒→脱防护服→手消毒→摘下防护眼罩→手消毒→摘一次性圆帽→摘医用防护口罩→手消毒→更换个人衣物
全面性防护型面罩	全面防护着装

图 5-4　正确穿脱防护用品的方式

七、陪护及探视人员管理

疫情防控期间，陪护人员限定为1人，陪护人员也需按规范进行新型冠状病毒肺炎的排查[包括血常规、C反应蛋白(CRP)以及肺部CT检查]，如有异常不可陪伴并指导就诊隔离。陪护人员中途不建议更换，住院期间谢绝其他家属探视。在院期间应密切观察所有人员有无新型冠状病毒肺炎的不明显症状(如低热、轻微乏力、鼻塞、流涕、咽痛、腹泻)，以尽早发现隐性传染者。陪护人员离院前应沐浴并更换所有衣物。

（杨凌艳　刘海意　曾万江）

参考文献

[1] 中华人民共和国国家卫生健康委员会. 经空气传播疾病医院感染预防与控制规范.2016-12-27.

[2] 湖北省住房和城乡建设厅办公室. 方舱医院设计和改建的有关技术要求.2020-02-06.

[3] 湖北省住房和城乡建设厅办公室. 湖北省办公建筑新型冠状病毒肺炎疫情防控工作指南(试行)2020-02-10.

第四节　患者院内转运规则与注意事项

住院患者在院期间，其活动应尽量限制在病房内。但是因病情需要，仍可能需在院内各科室间转运，如到CT室做胸部检查、到超声科检查内脏器官、到手术室进行手术等，因此有必要做好患者离开病房后的各种防护措施，以最大限度降低疾病院内传播的可能性[1,2]。

一、目标科室的准备工作

外出检查前，需要预先通知检查科室，做好相关准备，尽量减少到达检查科室后的等候时间以及在目标科室停留时间。

（一）手术室的准备与防护

1. 术前 新型冠状病毒肺炎疑似或确诊患者如非必要，尽量不安排手术。如确需手术，建议安置于负压手术室；无负压手术室，应安置于具有独立空气净化系统的手术室；无空气净化系统的手术室，应安置于配有空气消毒设备的专用感染手术室，并关闭中央空调。手术室应悬挂“特殊感染”标识牌，设置单独的患者进出通道及半清洁区、清洁区。

(1) 手术室的物品准备：①病房提前准备好患者所需物品，包括新生儿包被、一次性看护垫单、新生儿采血管等；②尽量使用电子病历，减少纸质文书，送往手术室时需准备产科特殊急救药品，包括缩宫素、马来酸麦角新碱、卡前列腺素氨丁三醇等；③手术室提前备好手术所需物品，包括一次性诊疗器械、器具(新生儿复苏台)、抢救设施设备及药品等；④手术室内不需要的物品一律外移，不能移动的物品用保护套覆盖，尽量减少污染范围。

(2) 进入手术室的人员准备：①患者：病情允许的情况下，应佩戴医用外科口罩；②医务人员：转运患者的医务人员应按要求穿戴工作服、一次性工作帽、一次性乳胶手套、防护服、医用防护口罩、防护面屏 / 护目镜、工作鞋 / 鞋套、防水靴套等；③尽量选择人流量较少的时间段，由专人专车按指定路线转运患者。

2. 术中 尽量使用一次性诊疗器械、器具和物品。严格限制手术室人数，禁止人员参观。指派两名巡回护士，一名在手术室内配合手术，一名在手术室外进行必要的传递工作和执行隔离措施。术中做好个人防护，参加手术人员按要求穿戴洗手衣、一次性工作帽、医用防护口罩、一次性医用无菌防护服、一次性医用无菌手套、护目镜 / 防护面屏、鞋套、防水靴套，外加穿一次性无菌手术衣。如有气管插管等有可能发生喷射或飞溅的操作，应执行三级防护。严格遵循无菌操作和安全操作原则，避免职业暴露，如发生锐器伤，立即摘除手套，从近心端向远心端轻轻挤压，避免挤压伤口局部，尽可能挤出损伤处的血液，用大量生理盐水冲洗或 0.05% 碘伏冲洗消毒后，再使用 75% 乙醇或 0.5% 聚维酮碘溶液进行消毒，并包扎伤口。可考虑口服抗病毒药物[按《新型冠状病毒肺炎诊疗方案(试行第六版)》推荐药物选择],医学观察 14 天后,进行新型冠状病毒核酸检测。

3. 术后

(1)患者转运:手术室医务人员应提前与病区医务人员联系,由专人按指定路线转运患者。

(2)手术器械的处理:使用后的可复用器械、器具应双层封闭包装并标明"新特殊感染,由消毒供应中心单独回收处理",按 WS/T 367-2012《医疗机构消毒技术规范》[3]中"朊病毒、气性坏疽和突发不明原因传染病的病原体污染物品"进行处置。

(3)手术室的终末处理:①空气消毒:空气净化系统自净时间≥ 30 分钟,应适当延长自净时间;无独立空气净化系统的手术室应使用空气消毒机消毒;无人条件下可选择过氧乙酸、二氧化氯、过氧化氢等消毒剂,采用超低容量喷雾法进行消毒。②排风机组清洁消毒:手术结束后,操作人员按要求做好个人防护,先用 1 000mg/L 含氯消毒剂或 75% 乙醇消毒剂擦拭消毒排(回)风口外表面,再更换高效过滤器,宜选用可安全便捷拆卸的过滤器机组,换下的过滤器按医疗废物处置。③物体表面清洁消毒:手术床、心电监护仪、麻醉机等物体表面使用 1 000mg/L 含氯消毒剂擦拭,作用 30 分钟后,清水擦拭;地面使用 2 000mg/L 含氯消毒剂湿拖,作用 30 分钟后,清水湿拖。如发生血液、体液等明显污染时:少量污染物可用一次性吸水材料(如纱布、抹布等)蘸取 5 000~10 000mg/L 含氯消毒剂(或能达到高水平消毒的消毒湿巾 / 干巾)小心移除。大量污染物应使用含吸水成分的消毒粉或漂白粉完全覆盖,或用一次性吸水材料完全覆盖后用足量的 5 000~10 000mg/L 含氯消毒剂浇在吸水材料上,或用能达到高水平消毒的消毒干巾,作用 30 分钟以上,之后再小心清除干净。清除过程中避免接触污染物,清理的污染物按医疗废物集中处置。④患者使用后的手术单、床罩等织物建议按感染性废物处置。⑤病理组织应置于双层黄色医疗废物袋,分层封扎,密闭运送至病理科,交接清楚。⑥产生的所有医疗废物应按流程进行处理。⑦医务人员术后应按流程正确脱去防护用品,离开清洁区前应进行个人卫生处置,包括:沐浴更衣,口腔、鼻腔和外耳道的清洁。

（二）影像科及心电图室的准备与防护

新型冠状病毒肺炎患者应设置专用的检查室，疑似或确诊患者进入前，检查室人员应进行二级防护处理（按要求穿戴工作服、一次性工作帽、一次性乳胶手套、防护服、医用防护口罩、防护面屏 / 护目镜、工作鞋 / 鞋套、防水靴套等）；患者到达后，由穿戴完毕的护士将患者引导进入检查室。

疑似患者与确诊患者检查室应分开设置。如使用同一检查室，检查顺序应先疑似患者后确诊患者；疑似患者专用检查室应一人一用一清洁消毒，确诊患者专用检查室应每天清洁消毒 3~4 次。

诊疗器械、器具应根据厂家使用说明及材质选择合理的消毒方法。精密设备仪器宜采用一次性保护套或一次性薄膜覆盖器械操作面，遵循一人一用一更换的原则。

1. 医学影像科　诊疗床、桌面、电脑键盘、电脑显示屏等每次使用后应用 1 000mg/L 含氯消毒剂或 75% 乙醇擦拭消毒，作用 30 分钟。遇污染时，先去除污染物再使用 2 000mg/L 含氯消毒剂擦拭消毒。

2. 心电图室　胸电极、肢电极一人一用一清洁消毒，使用 75% 乙醇棉球对各导联进行擦拭消毒；诊疗床、桌面、键盘、显示屏幕等每次使用后应用 1 000mg/L 含氯消毒剂或 75% 乙醇擦拭消毒，作用 30 分钟。遇污染时，先去除污染物再使用 2 000mg/L 含氯消毒剂擦拭消毒。

3. 超声诊断科　B 超探头一人一用一清洁消毒，使用 75% 乙醇棉球对 B 超探头进行擦拭消毒；诊疗床、桌面、键盘、显示屏幕等每次使用后应用 1 000mg/L 含氯消毒剂或 75% 乙醇擦拭消毒，作用 30 分钟。遇污染时，先去除污染物再使用 2 000mg/L 含氯消毒剂擦拭消毒。

二、转运路线设置与个人防护措施

CT 室、心电图室患者及其陪护人员，经由隔离病房的污染区出口离开病房。去往目标科室的路线应事先规划清楚并张贴标识，尽量减少与公共区域的交叉接触，使用专用通道或电梯到达指定用于传染患者的检查室。专用通道或电梯上标识需醒目，使无关人员可以避开相关污染区域[1]。

转运疑似或者确诊患者的医务人员、陪同家属均需采用二级防护：穿防护服、医用防护口罩、一次性圆帽、护目镜/一次性面屏、乳胶手套、鞋套；患者则需要佩戴外科口罩、更换病号服、去除一切不必要的物品。接诊人员在检查时应执行二级防护（内容同上），如实施可能产生气溶胶的操作时，则需执行三级防护，即在二级防护的基础上增加使用面罩[2]。

三、检查结束后的防护措施

检查结束，检查科室进行终末消毒，患者应立即原路返回，经由污染区出口进入病房，由病房人员接管；陪同检查的医护人员与陪同家属，需在半污染区脱隔离防护服，进行手卫生后方可进入清洁区。转运患者的车辆、平车或轮椅均需进行终末消毒处理（物体表面采用 1 000mg/L 含氯消毒剂擦拭消毒）。清洁消毒的顺序应遵循由上至下、由内向外、S 型擦拭消毒原则，作用 30 分钟后用清水擦拭/冲洗。有可见污染物时应使用一次性吸水材料蘸取 5 000~10 000mg/L 含氯消毒剂（或能达到高水平消毒的消毒湿巾/干巾）完全清除污染物，再用 1 000mg/L 含氯消毒剂或 500mg/L 二氧化氯消毒剂进行喷洒或擦拭消毒，作用 30 分钟后用清水擦拭干净。患者使用后的织物、坐垫、枕头和床单建议按医疗废物收集集中处理。

（张 莹 杨凌艳 刘海意 曾万江）

参考文献

[1] 湖北省住房和城乡建设厅办公室. 湖北省办公建筑新型冠状病毒肺炎疫情防控工作指南（试行）.2020-02-10.

[2] 国家卫生健康委办公厅. 新型冠状病毒感染的肺炎防控中常见医用防护用品使用范围指引（试行）.2020-01-27.

[3] 中华人民共和国国家卫生健康委员会. 医疗机构消毒技术规范.2012-04-17.

第五节　患者院间转运规则与注意事项

为坚决控制传播源头，遏制疫情扩散蔓延，保障人民群众生命安全和身体健康，疫情期间需加强城市社区、小区封闭管理工作，因此会存在道路交通管制，包括公交停运、高速公路封闭、铁路运输中断情况。各级卫生健康行政部门统筹负责辖区内新型冠状病毒肺炎病例转运的指挥调度工作。疑似病例和确诊病例都应转运至定点医院集中救治。医疗机构发现新型冠状病毒肺炎病例时，需向本地卫生健康行政部门报告，由市级卫生健康行政部门组织急救中心，将病例转运至定点救治医院。

急救中心应当设置专门的区域停放转运救护车辆，配置洗消设施，配备专门的医务人员、司机、救护车辆负责新型冠状病毒肺炎病例的转运工作。医疗机构和急救中心应当做好患者转运交接记录，并及时报上级卫生健康行政部门。

需要进行院间转运患者，接诊医院应做好前期的初步检查，在妇产科专科诊断之外初步将患者根据新型冠状病毒肺炎诊断标准，分为正常、疑似以及确诊病例。对于确诊病例，应由接诊医院联系好转送医院确定有接收床位、获得指挥部同意后，派医护人员随同用 120 救护车将患者直接送入接收医院的发热门诊。转运救护车辆车载医疗设备（包括担架）专车专用，驾驶室与车厢严格密封隔离，车内设专门的污染物品放置区域，配备防护用品、消毒液、快速手消毒剂。转运救护车应具备转运呼吸道传染病患者基本条件，尽可能使用负压救护车进行转运[1]。转运时应保持密闭状态，转运后对车辆进行消毒处理。转运重症病例时，应随车配备必要的生命支持设备，防止患者在转运过程中病情进一步恶化。

接诊医院应携带前期的初步检查结果，包括流行病学史的资料采集、基本产科检查、血常规、C-RP 及胸部 CT，转交定点医院；转运途中随车医护人员应确保患者的生命体征平稳。患者需要佩戴外科口罩、随身携带身份证及必备的洗漱用品、去除一切饰品及贵重物品。陪同转运的医护人员及陪伴家属，需采用二级防护：穿防护服、戴医用防护口罩、一次性圆帽、护目镜/一次性面屏、乳胶手套、鞋套。按照疫情指挥部的统一安排，临床诊断及确诊患者，负责定点接收孕产妇的定点医院不得拒收、推诿病患。接到转诊申请后，应尽量配合确保转运工作顺利进行，包括病房准备、人员准备。相关防护措施参见院内病患转运的内容。转运流程如下：

穿、戴防护物品→出车至医疗机构接患者→患者戴外科口罩→将患者安置在救护车→将患者转运至接收医疗机构→车辆及设备消毒→转运下一例患者。

对于正常或者疑似患者，应送往非新型冠状病毒肺炎就诊医院的发热门诊，不可与确诊患者一同收治。按照相关接诊步骤及流程办理入院手续。

（张 莹　杨凌艳　刘海意　曾万江）

参考文献

［1］中华人民共和国国家卫生健康委员会.医疗机构消毒技术规范.2012-04-17.

第六章

分娩期防护

第一节　产前管理

孕妇处于特殊免疫耐受状态，是新型冠状病毒易感人群，国内已有多例孕妇感染确诊病例，涉及整个孕期。为做好助产机构孕产妇疫情防控工作，应按要求在有条件的助产机构设置发热门诊，指定综合救治能力强的医疗机构作为定点医院，为疑似和确诊孕产妇提供疾病救治和安全助产服务，确保母婴安全。孕妇中的疑似或确诊病例的诊疗方案必须兼顾母儿双方情况，并及时向孕妇及家属详细告知疾病以及相关诊疗技术对胎儿的潜在风险。分娩期管理流程如图 6-1 所示。

一、完善新型冠状病毒肺炎的相关检查

有新型冠状病毒肺炎相关症状者，需尽快完善新型冠状病毒感染相关检查[1-3]。

1. 实验室检查　血尿常规、血气分析、肝肾功能、呼吸道病毒筛查、C- 反应蛋白（CRP）、降钙素原（PCT）、肌酸激酶（CK）、肌红蛋白等。

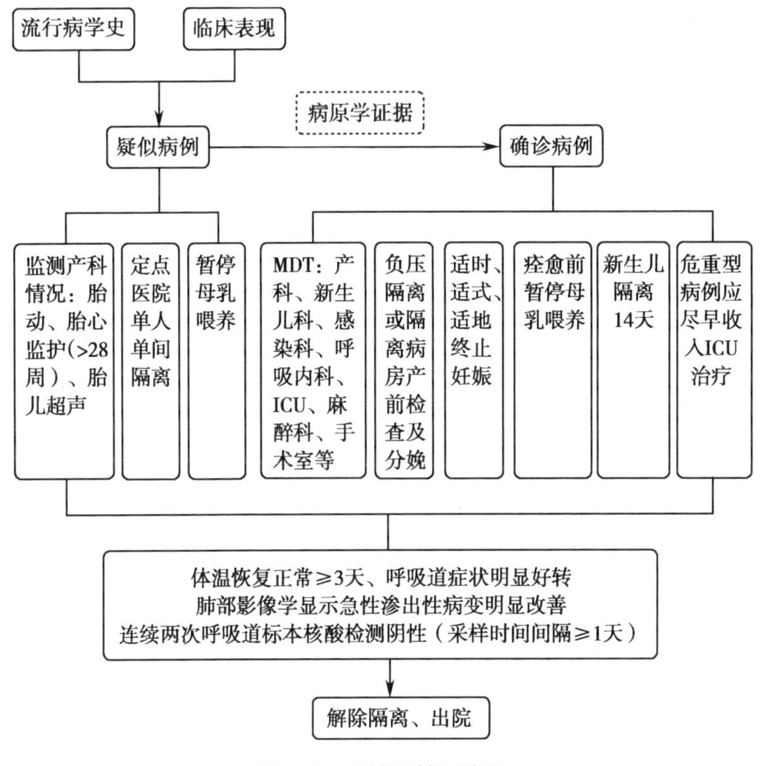

图 6-1　分娩期管理流程

新型冠状病毒肺炎实验室检查特征：发病早期外周血白细胞总数正常或减少，淋巴细胞计数减少，部分患者可出现肝酶、乳酸脱氢酶（LDH）、肌酶以及肌红蛋白增高；部分危重患者可见肌钙蛋白增高。多数患者 CRP 和血沉升高，降钙素原正常。炎性细胞因子（包括 IL-2、TNF-α、IL-6、IFN-γ 等）水平正常或稍升高，出现器官功能衰竭患者的细胞因子水平可显著增高[4]。严重者 D- 二聚体升高、外周血淋巴细胞进行性减少。在鼻咽拭子、痰及其他下呼吸道分泌物、血液、粪便中可检出新型冠状病毒核酸。

根据现有临床病例，新型冠状病毒肺炎患者可以合并甲型流感病毒、乙型流感病毒、肺炎支原体等病原体感染。因此，疑似病例、临床诊断病例以及有相关密切接触史者，即使呼吸道病毒常规检测阳性，也建议及时进行新型冠状病毒核酸检测[5]。

2. 影像学检查 因肺部平片漏诊率高，推荐胸部CT检查。

新型冠状病毒肺炎胸部CT影像学特征：早期病变局限，呈斑片状、亚段或节段性磨玻璃影，以肺外带明显，伴或不伴小叶间隔增厚；进展期病灶增多、范围扩大，累及多个肺叶，部分病灶实变，磨玻璃影与实变影或条索影共存；重症期双肺弥漫性病变，少数呈“白肺”表现，实变影为主，合并磨玻璃影，多伴条索状，空气支气管征，胸腔积液或淋巴结肿大少见；病变恢复期肺部CT显示磨玻璃样病变及实变区域逐渐吸收缩小、密度减低、直至逐渐消失，部分患者在原病灶区遗留纤维条索影，此特征较其他病因所致肺炎明显[4,6-8]。

从理论上说，胸部CT等诊断性影像检查对胎儿的影响是与检查时的孕周以及暴露的辐射剂量有关的。研究表明，在胚胎发育早期接受大剂量辐射暴露（>1Gy）是致命的，在孕8~15周时受到的暴露辐射剂量对胎儿中枢神经系统的影响最大。有研究报道，造成智力障碍的最小暴露辐射阈值为60~310mGy。但目前诊断性影像检查的暴露辐射剂量远低于1Gy。当暴露辐射剂量<50mGy时，目前尚无造成胎儿畸形、胎儿宫内生长受限或流产的报道。由于胸部CT的胎儿辐射剂量并未达到致畸阈值，故对于疑似新型冠状病毒感染或肺部感染急性期的孕妇，可以使用CT进行胸部检查。但谨慎起见，仅在可以给孕妇带来绝对影响治疗的诊断信息时，方可使用造影剂[9-10]。建议在孕妇及家属接受胸部CT检查前签署知情同意书，并采取腹部保护措施。

3. 新型冠状病毒核酸检测 发现新型冠状病毒肺炎影像学特征者，要及时完成呼吸道分泌物/血液新型冠状病毒核酸检测[11]。临床标本应尽量采集病例发病早期的呼吸道标本（尤其是下呼吸道标本）和发病7天内急性期血清以及发病后第3~4周的恢复期血清[12]。

若病原学检测阳性，即明确诊断新型冠状病毒感染，按新型冠状病毒感染肺炎分型诊治。但临床实践发现新型冠状病毒肺炎患者一次核酸检测阳性率不能达到100%，故还需考虑检测结果假阴性可能。当连续2次呼吸道病原学核酸检测阴性（采样时间至少间隔 1 天）时，可基本上排除新型冠状病毒感染，转出隔离病房诊治。

二、明确诊断

孕妇处于特殊免疫耐受状态，是该病毒的易感人群，其临床表现主要为发热、干咳、气促，外周血白细胞一般不高或降低，主要以肺部病变为主。

诊断标准及临床分型参照国家卫生健康委员会《新型冠状病毒肺炎诊疗方案（试行第六版）》[1]。

（一）诊断标准

1. 疑似病例　结合下述流行病学史和临床表现综合分析。

（1）流行病学史

1）发病前 14 天内有武汉市及周边地区，或其他有病例报告社区的旅行史或居住史。

2）发病前 14 天内与新型冠状病毒感染者（核酸检测阳性者）有接触史。

3）发病前 14 天内曾接触过来自武汉市及周边地区，或来自有病例报告社区的发热或有呼吸道症状的患者。

4）聚集性发病。

（2）临床表现

1）发热和 / 或呼吸道症状。

2）具有上述肺炎影像学特征。

3）发病早期白细胞总数正常或降低，或淋巴细胞计数减少（孕妇感染早期可能不出现典型的血细胞计数变化）。

有流行病学史中的任何 1 条，且符合临床表现中任意 2 条。无明确流行病学史的，符合临床表现中的 3 条。

2. 确诊病例　疑似病例，具备以下病原学证据之一者：

（1）呼吸道标本或血液标本实时荧光 RT-PCR 检测新型冠状病毒核酸阳性。

（2）呼吸道标本或血液标本病毒基因测序，与已知的新型冠状病毒高度同源。

（二）鉴别诊断

新型冠状病毒肺炎需与甲型流感病毒、乙型流感病毒、副流感病毒、腺病毒、呼吸道合胞病毒、鼻病毒、SARS冠状病毒等其他病毒性肺炎鉴别，与肺炎支原体、衣原体、肺炎军团菌及其他细菌性肺炎等鉴别。此外，还应该与肺感染性疾病，如皮肌炎、血管炎和机化性肺炎等鉴别[4]。

（三）临床分型

1. 轻型　临床症状轻微，影像学未见肺炎表现。

2. 普通型　具有发热、呼吸道等症状，影像学可见肺炎表现。

3. 重型　符合下列任何一条：

（1）呼吸窘迫，呼吸≥30次/min。

（2）静息状态下，手指氧饱和度≤93%。

（3）动脉血氧分压（PaO_2）/吸氧浓度（FiO_2）≤300mmHg（1mmHg=0.133kPa）。

高海拔（海拔>1 000米）地区按公式对 PaO_2/FiO_2 进行校正：

$$PaO_2/FiO_2 \times [\text{大气压(mmHg)}/760]$$

肺部影像学显示24~48小时内病灶明显进展>50%者按重型管理。

4. 危重型　符合以下情况之一者：

（1）出现呼吸衰竭，且需要机械通气。

（2）出现休克。

（3）合并其他器官功能衰竭需转入重症监护病房（ICU）监护治疗。

三、隔离

疑似及确诊新型冠状病毒感染病例均应在具备有效隔离及防护条件的定点医院隔离治疗。建议疑似病例应单人单间隔离治疗；确诊病例有条件时应收入负压病房，可多人收治在同一病室[1]；出现危重症时应立即转ICU的隔离间进行加强治疗[10]，由多学科诊疗团队共同管理。所有医护人员在进入隔离病房前要穿戴防护服、

N95 口罩、护目镜和手套。

四、病例上报

考虑新型冠状病毒肺炎疑似病例者，应在 2 小时内进行网络直报[1]（需上报本单位新型冠状病毒疫情防控组、本地卫生健康委妇幼处以及本地疾病预防控制中心[3]），并采集标本进行新型冠状病毒核酸检测。不具备网络直报条件的，应当立即向当地疾控机构报告，并于 2 小时内寄送出传染病报告卡，当地疾控机构在接到报告后立即进行网络直报[12]。同时在确保转运安全前提下将疑似病例转运至定点医院。

五、完善产前检查、监护产科情况

1. 一般检查　测量宫高、腹围，核对孕周，听胎心率。

2. 计数胎动监测　一般妊娠 20 周开始自觉胎动、胎动夜间和下午较为活跃。妊娠 28 周以后，胎动计数 <10 次 /2h 或减少 50% 者提示有胎儿缺氧可能。

3. 电子胎心监护（>28 周）　复发性晚期减速、胎心过缓、正弦波型均提示胎儿缺氧可能。

4. 胎儿常规超声检查　可通过彩色多普勒超声胎儿血流监测对有高危因素的胎儿状况做出客观判断，为临床选择适宜的终止妊娠时机提供有力的证据。常用指标包括脐动脉和大脑中动脉 S/D 比值、RI 指数（阻力指数）、PI 指数（搏动指数）、脐静脉和静脉导管的血流波形等[13]。

六、治疗

考虑到妊娠的特殊生理特点，疑似或确诊新型冠状病毒感染的孕妇应尽量采用支持性治疗。在研究之外使用研究性治疗药物时，应在产科专家和伦理委员会的咨询下，根据对母亲和胎儿的潜在益处进行个体化的风险 - 收益分析。紧急分娩和终止妊娠的决定应考虑到包括孕周、产妇状况和胎儿稳定性等众多因素。须与产科、新生儿科、感染科、呼吸内科等专家进行多学科诊疗团队协作，共同管理[14]。

（一）疑似病例

1. 一般治疗　卧床休息，保证充足睡眠；保证充分能量摄入；维持水电解质平衡及内环境稳定。如患者无休克证据，建议使用保守的输液治疗。

2. 病情监测　密切监测生命体征和氧饱和度等；行动态动脉血气分析，必要时复查胸部影像学检查；密切监测血尿常规、肝肾功能及凝血功能等。

3. 抗病毒治疗

（1）α-干扰素：一次500万U或相当剂量，加入灭菌注射用水2ml，一日2次，雾化吸入。早孕期使用该药有阻碍胎儿生长发育的风险，应充分告知患者。

（2）洛匹那韦/利托那韦（200mg/50mg/粒）：一次2粒，一天2次，口服，疗程不超过10天。洛匹那韦/利托那韦目前已列入HIV孕期首选用药方案，动物研究和有限的人体研究表明，该药可能不会增加母儿不良结局的风险。应用该药前，医务人员应向孕妇及家属充分告知使用该药的孕妇获益以及胎儿潜在风险，权衡利弊，当潜在益处大于胎儿的潜在风险时，谨慎选择用药。要注意洛匹那韦/利托那韦相关腹泻、恶心、呕吐、肝损害等不良反应，同时要注意和其他药物的相互作用，当出现不可耐受毒副作用时应停止使用相关药物。

抗病毒药物利巴韦林在动物实验中观察到明显的胚胎致死性和致畸形，故妊娠期禁用。

（3）中成药治疗：孕产妇中疑似患者以及轻型、普通型患者可以口服中成药治疗，疗程为1周。出现乏力伴发热者，可口服金叶败毒颗粒，一次1袋，一天3次；或口服连花清瘟胶囊，一次4粒，一天3次。出现乏力伴胃肠不适者，可口服藿香正气浓缩蜜丸（或口服液），一次8粒（或1支），一天3次。腹泻患者可口服黄连素，一次0.3g，一天2~3次。也可根据中医妇科医师辨证处方治疗。目前尚没有上述中成药的妊娠安全数据，但在临床应用中未见明显不良反应情况，孕妇可以权衡利弊选择使用[2]。

（二）确诊病例

1. 普通型

（1）一般治疗、病情监测、抗病毒治疗均与疑似病例相同。

（2）抗菌药物治疗：加强细菌学监测，有继发细菌感染证据时及时应用抗菌药物。无明确继发细菌感染证据时，避免盲目或不恰当使用抗菌药物。必须使用抗菌药物时，尽量选择对胎儿影响小的抗菌药物。

2. 重症和危重症患者

（1）妊娠合并重症新型冠状病毒肺炎：病情发展迅速，有可能导致母胎死亡。推荐在重症监护病房隔离收治后，组成多学科团队（包括产科、新生儿科、感染科、呼吸内科、麻醉科、手术室等）共同管理，孕妇尽量采取侧卧位。

（2）抗菌药物治疗：对于可疑或证实继发细菌感染的新型冠状病毒感染孕妇，在抗病毒治疗的同时，应尽早使用抗菌药物治疗。合理选择有效的抗生素，根据药敏结果调整抗生素。伴有局部脓肿时，需同时充分引流。

（3）血压维持与液体管理：无休克的危重症患者应采取保守的液体管理措施：在充分液体复苏的基础上，改善微循环，必要时进行血流动力学监测；出现脓毒症休克时，行容量复苏、去甲肾上腺素维持平均动脉压≥ 60mmHg，维持体内乳酸 <2mmol/L。

（4）保障供氧：合并低氧血症或休克患者应立即给予氧疗，以5L/min 的流速开始氧疗，使孕产妇血氧饱和度≥ 95%，供氧方式可依据患者情况，选择面罩、高流量鼻导管氧疗或无创通气、有创机械通气等方式，并及时评估低氧血症是否缓解。需注意处理新型冠状病毒感染患者氧气接口时，应做好接触预防措施。

当患者出现呼吸窘迫、标准氧气治疗无效时，应考虑严重的呼吸衰竭，通常需要机械通气，可选择高流量鼻导管吸氧（high-flow nasal oxygen，HFNO）或无创通气（non-invasive ventilation，NIV）。HFNO 和 NIV 治疗中患者应密切监测，如果患者在短时间（1~2 小时）后严重恶化或无法改善，应该进行气管插管。气管插管应由经过培训的、经验丰富的人员进行，并注意预防空气传播[4]。

(5)挽救治疗:对于严重的急性呼吸窘迫综合征(acute respiratory distress syndrome,ARDS)患者,临床上有指征的采用体外膜肺氧合(extracorporeal membrane oxygenation,ECMO)可降低肺部感染患者的病死率,但孕期使用应注意防治相关并发症。

(6)维持内环境稳定:重症患者可酌情使用丙种球蛋白,出现水电解质和酸碱平衡严重紊乱以及严重脓毒症时可采取持续肾脏替代疗法。

(7)床旁超声监护:超声检查可以监测胎儿状况,同时可用来评估危重患者心、肺、肾等各脏器功能状况以及指导患者的容量复苏。

(查 莹　龚 洵　曾万江)

参考文献

[1] 中华人民共和国国家卫生健康委员会,国家中医药管理局.新型冠状病毒肺炎诊疗方案(试行第六版).2020-02-18.

[2] 华中科技大学同济医学院附属同济医院.新型冠状病毒肺炎流行期间孕产妇及新生儿管理指导意见(第二版).2020-02-09.

[3] 辽宁省产科疾病质控中心,辽宁省危重孕产妇抢救中心,辽宁省母胎医学中心,等.辽宁省新型冠状病毒感染流行期间孕产妇管理指导意见(第1版).中国实用妇科与产科杂志,2020,36(2):127-130.

[4] 华中科技大学同济医学院附属同济医院救治医疗专家组.新型冠状病毒感染的肺炎诊疗快速指南(第三版).2020-01-28.

[5] 华中科技大学同济医学院附属同济医院.新型冠状病毒感染的肺炎流行期间孕产妇及新生儿管理指导意见(第一版).2020-01-28.

[6] Huang C,Wang Y,Li X,et al.Clinical features of patients infected with 2019 novel coronavirus in Wuhan,China.Lancet,2020.

[7] Pan F,Ye T,Sun P,et al.Time course of lung changes on chest CT during recovery from 2019 novel coronavirus(COVID-19)pneumonia.Radiology,2020.

[8] Lei J,Li J,Li X.CT Imaging of the 2019 novel coronavirus(2019-nCoV) pneumonia.Radiology,2020.

[9] Copel J,El-Sayed Y,Heine RP,et al.Guidelines for diagnostic imaging during pregnancy and lactation.Obstetrics and Gynecology,2017,130(4):e210-e216.

[10] 中国医师协会妇产科医师分会母胎医师专业委员会，中华医学会妇产科分会产科学组，中华医学会围产医学分会，等．妊娠期与产褥期新型冠状病毒感染专家建议．中华围产医学杂志，2020，23（2）：73-79.

[11] Corman VM，Landt O，Kaiser M，et al.Detection of 2019 novel coronavirus（2019-nCoV）by real-time RT-PCR.Eurosurveillance，2020，25（3）.

[12] 中华人民共和国国家卫生健康委员会．新型冠状病毒感染的肺炎防控方案（第三版）.2020-1-2.

[13] 谢幸，孔北华，段涛，妇产科学 .9 版．北京：人民卫生出版社，2018.

[14] World Health Organization.Clinical management of severe acute respiratory infection when novel coronavirus（2019-nCoV）infection is suspected-Interim guidance.2020-01-28.

第二节　终止妊娠及防护

一、终止妊娠指征

新型冠状病毒肺炎[1]孕妇入院后启动院内多学科会诊（产科、新生儿科、呼吸科、感染科等）进行综合评估，根据母儿情况，适时终止妊娠。注重对病情程度分析和个体化评估，既不错过终止妊娠的最佳时机，又争取获促胎肺成熟时间。终止妊娠前如需促胎肺成熟，推荐使用地塞米松和倍他米松[2]。

1. 产科指征　根据产科具体情况进行判断，掌握终止妊娠指征[3]。

2. 重型及危重型病例　继续妊娠，可能危及母儿安全，在知情同意的基础上，可终止妊娠。

（1）符合下列任何一条为重型[4]：

1）呼吸窘迫（呼吸≥ 30 次 /min）；

2）静息状态下，手指氧饱和度≤ 93%；

3）动脉血氧分压（PaO_2）/ 吸氧浓度（FiO_2）≤ 300mmHg；

高海拔（海拔 >1 000 米）地区按以下公式对 PaO_2/FiO_2 进行校正：

$$PaO_2/FiO_2 \times [\text{大气压}(mmHg)/760]$$

肺部影像学显示24~48小时内病灶明显进展>50%者按重型管理。

(2)符合下列情况之一为危重型[4]:

1)出现呼吸衰竭且需要机械通气;

2)出现休克;

3)合并其他器官功能衰竭需ICU监护治疗。

3. 其他严重妊娠合并症(内外科疾病) 需终止妊娠。

二、终止妊娠时机及方式

2020年*Lancet*发表了一篇关于9例新型冠状病毒肺炎孕妇妊娠结局的报道[5],但其纳入的孕妇均为孕晚期,且均为剖宫产终止妊娠。因此新型冠状病毒肺炎孕妇的临床表现特点及病程尚不明确,阴道分娩或剖宫产何种方式及何时终止妊娠更安全尚无定论,结合华中科技大学同济医学院附属同济医院产科防疫中积累的经验,部分新型冠状病毒肺炎患者病情进展迅速,胎儿更易出现宫内窘迫,可适当放宽剖宫产指征及终止妊娠时间。

(一)终止妊娠时机

1. 孕周不足28周　应以孕妇生命安全为先,以感染科及呼吸科治疗为主,进行对症支持、抗病毒及中医药治疗,产科、感染科、呼吸科会诊决定药物使用情况,应向孕妇及家属充分告知药物的孕妇获益及胎儿的潜在风险,权衡利弊,当潜在益处大于胎儿的潜在风险时,选择用药。并密切监护胎儿情况。

2. 孕28~34周　轻型及普通型新型冠状病毒肺炎孕妇动态观察母儿情况,若肺部及其他并发症得以控制,可继续妊娠;如病情快速进展,尽快终止妊娠。重型及危重型新型冠状病毒肺炎孕妇根据母儿情况尽快终止妊娠。

3. 孕34周以后　胎儿存活概率大,妊娠对肺炎治疗的影响也较大,产科干预显得非常重要,酌情尽快终止妊娠。

(二)终止妊娠方式

1. 已临产估计短时间内要分娩者　无阴道分娩禁忌证,可选择阴道分娩。

2. 轻型和普通型新型冠状病毒肺炎孕妇　无阴道分娩禁忌证，可选择阴道分娩；病情可能加重者，可考虑放宽剖宫产指征；避免产程过长、难产等，减少交叉感染和避免加重肺炎的风险以及对胎儿/新生儿的影响。轻型和普通型新型冠状病毒肺炎的分型标准如下[4]：

（1）轻型：临床症状轻微，影像学未见新型冠状病毒肺炎表现。

（2）普通型：具有发热、呼吸道等症状，影像学可见新型冠状病毒肺炎表现。

3. 重型及危重型新型冠状病毒肺炎孕妇　可选择剖宫产。

4. 产科或其他内外科指手术征及时行剖宫产　如胎儿窘迫、胎盘早剥等。

三、终止妊娠场地、人员及器械

（一）终止妊娠场地

定点收治医院呼吸道传染性疾病专用负压/隔离产室或手术室。具体专用负压/隔离产室或手术室设置可参考图6-2，各医院可根据原有手术室设置进行调整改造。

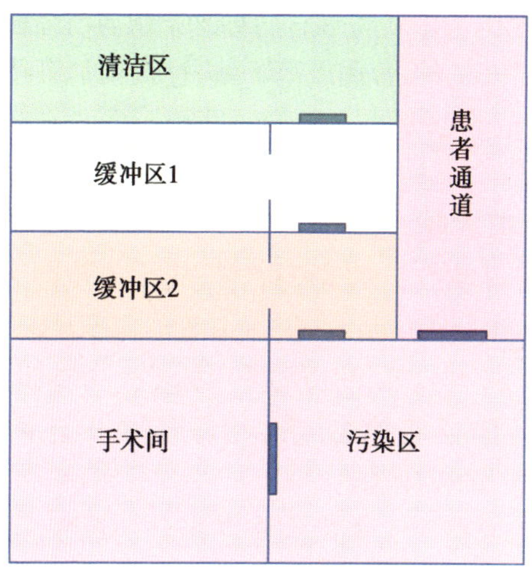

图6-2　专用负压/隔离产室或手术室设置

（二）终止妊娠人员

组建由产科医师、新生儿科医师、麻醉科医师、助产士、洗手护士及巡回护士两名（一名在手术室内，一名在手术室外）等医务人员组成的多学科联合诊疗小组，手术者应为技术熟练的高年资医师，由技术熟练的助产士接产。适当减少参与分娩或剖宫产手术的人员。手术建议由经验丰富的麻醉师参加。注意术中 / 产时缝合止血、术后 / 产后稳定后转隔离病房观察，防止产后出血等并发症。

（三）终止妊娠器械

首选一次性诊疗用品、医疗器具和护理用品。按普通剖宫产手术或阴道分娩常规准备手术器械及麻醉器械与设备。所有诊疗用品遵循专人专用原则。如因孕妇合并其他特殊情况需使用特殊器械，提前与手术室沟通准备。

四、终止妊娠实施流程

新型冠状病毒肺炎目前已被纳入国家乙类传染病，采取甲类传染病防控措施，因此整个分娩过程及分娩后的防护，包括阴道检查，羊膜切开术、应用胎头吸引器、产钳助产、自然分娩和剖宫产，都应符合《医疗机构内新型冠状病毒感染预防与控制技术指南（第一版）》《医院空气净化管理规范》《医疗机构消毒技术规范》《医院隔离技术规范》及《医务人员穿脱防护用品的流程》[6-10]。手术流程见图 6-3。

（一）手术前准备

1. 手术患者准备　在隔离病房完善术前检查，手术谈话及签字，禁食水 8 小时，做术前准备并上尿管。应遵从医院统一管理佩戴警示标识，戴外科口罩，病历贴警示标签。由专职人员穿戴防护用品后使用专用转运车护送，经专用通道、电梯至手术室设立的专用隔离区，避免手术室污染。

2. 手术室准备　手术操作应在指定的负压 / 感染手术室实施，于门口张贴醒目标识。区分清洁区、缓冲区 1、缓冲区 2 及污染区，各区之间均设带门隔断。

患者
医护人员
术前准备
戴外科口罩、
佩戴标识
更换衣服、鞋，戴口罩、帽子
专职人员
专用通道
专用电梯
穿戴一次性防护服、防
护眼镜、脚套、防护面
屏/全面型防护头罩
手术室污染区
专用负压/感染手术间
麻醉
术中防护
消毒、铺巾
手术
专职人员
专用通道
专用电梯
脱手术衣、外层手套
隔离病区
缓冲区
密切关注产后病情
脱防护服、防护面屏/全面型防
护头罩、防护眼镜、口罩、帽子
进入清洁区，个人卫生
术后处理
手术室物体、空气
手术器械
医疗废物
病理标本

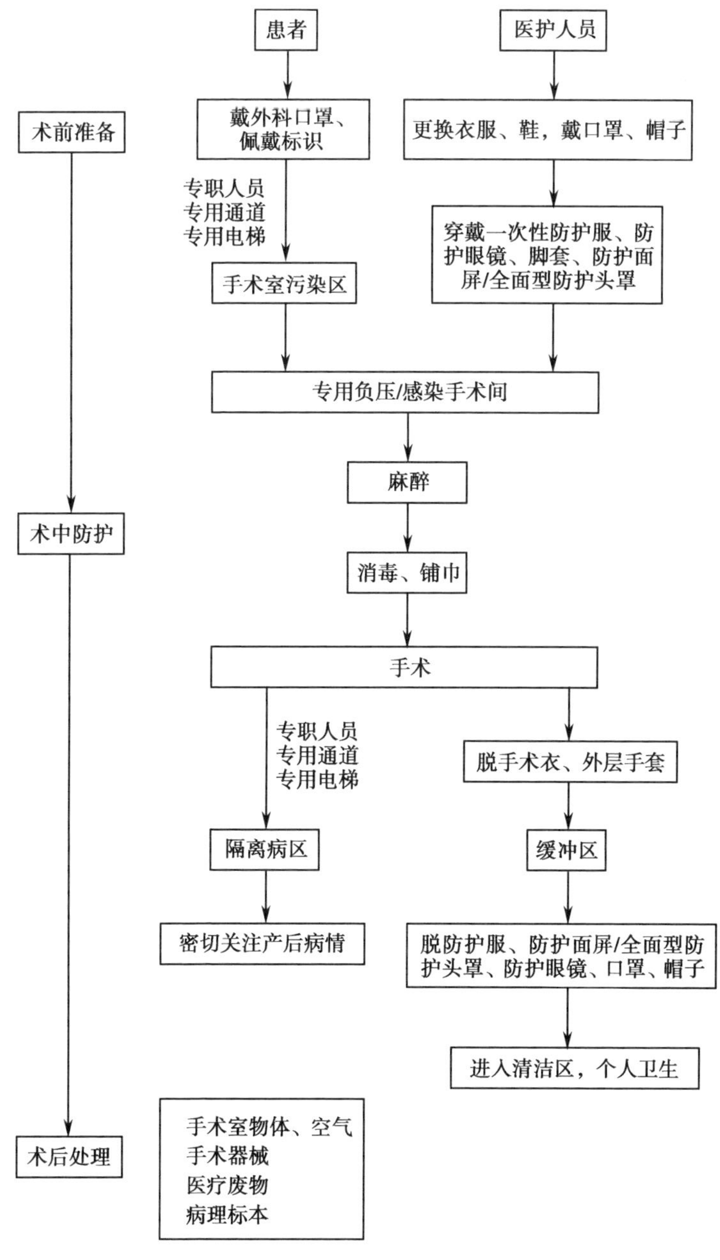

图 6-3　手术流程图

3. 手术人员准备　手术医师、麻醉医师及护士需经过上岗前培训及个人防护用品使用培训，填写手术参与登记表并备案。手术室内配备测温仪，术前监测每位医护人员体温。医护人员及麻醉医师术前按三级防护要求穿戴：双层一次性帽子、N95 口罩、一次性隔离手术衣或医用防护服、防护眼镜、防护面屏 / 全面型防护头罩、双层无菌手套。穿脱防护服参照《医护人员穿脱防护用品的流程》，并由专人监督指导。

(1) 医务人员进入负压 / 感染手术室穿戴防护用品程序：①医务人员通过员工专用通道进入清洁区，认真洗手后依次换工作鞋袜，有条件的可以更换刷手衣裤、鞋，戴一次性帽子、N95 口罩。②在进入污染区前，穿防护服，加戴一次性帽子（共穿戴两层帽子）、防护眼镜、防护面屏 / 全面型防护头罩、两层手套、两层鞋套。③麻醉开始前产科医师听胎心，麻醉成功后再次听胎心，消毒双手，戴无菌手套，行手术野消毒铺巾，再次消毒双手，戴无菌手套，穿一次性手术衣。术者消毒双手，穿一次性手术衣，戴无菌手套。

(2) 医务人员离开负压 / 感染手术室脱摘防护用品程序：①手术结束后，医务人员在手术室内脱外层手套和一次性手术衣，脱摘防护面屏 / 全面型防护头罩，脱外层脚套离开污染区。②进入缓冲区 2，先消毒双手，依次脱摘防护服、外层帽子、防护眼镜及手套等物品，分置于专用容器中，再次消毒手。进入缓冲区 1，洗手与手消毒，摘去里层一次性帽子、N95 口罩及内层鞋套。③清洁区戴新口罩和帽子。有条件者沐浴更衣，并进行口腔、鼻腔及外耳道的清洁。④一次性医用外科口罩、医用防护口罩、防护服或者隔离衣等防护用品被患者血液、体液、分泌物等污染时应当立即更换。⑤下班前应当进行个人卫生处置，并注意呼吸道与黏膜的防护。

4. 剖宫产及阴道分娩、新生儿器材及麻醉设备准备　术前应充分沟通、备齐物品，包括预防产后出血药物及器材（缩宫素、卡贝缩宫素、马来酸麦角新碱、卡前列素氨丁三醇及止血球囊等）、新生儿所需药物器材（新生儿复苏台、复苏药物及包被等）。为避免更多药品及器械污染，手术开始前可只将必需药品及器械带入手术室，如手术期间需新增物品，可由巡回护士2传递给巡回护士1。尽量避免术中出现人员、物品流动，影响手术室负压效能。首选一次性诊疗用品、医疗器具和护理用品。按产科手术常规准备手术器械及麻醉器械与设备。所有诊疗用品遵循专人专用原则。

（二）手术中管理

关闭缓冲间，如为负压手术室，负压压差保持在 -5Pa 以下状态方可实施手术。

1. 术中麻醉管理 手术前根据患者情况及手术要求选择相应的麻醉方式。

（1）阴道分娩：为了减少交叉感染，不建议硬膜外分娩镇痛[11]。

（2）剖宫产麻醉：腰硬（腰麻和硬膜外）联合麻醉或全麻，已行气管插管的新型冠状病毒感染孕妇，可采取全麻。麻醉医师采取三级防护措施，如需气管插管全身麻醉，则在麻醉诱导插管前加戴一层手套，气管插管完成后摘除。麻醉诱导前应以面罩持续高流量给氧，采取快速诱导麻醉，应适度镇静及充分肌松，避免呛咳，待患者意识消失后口鼻处放置双层生理盐水湿润的纱布，开始低潮气量高频通气，避免气道压增高导致患者肺损伤及病毒飞散。使用封闭式吸痰管进行吸痰。手术结束后，在手术室内复苏患者，建议根据患者通气情况判断拔管时机，如无通气困难可谨慎在深麻醉状态下彻底吸痰，拔管前再次吸引口腔内分泌物，拔管后在患者口鼻处放置生理盐水湿纱布，持续高流量面罩给氧，必要时面罩辅助加压通气，待患者神志恢复后再次判断患者状态，经观察符合出室标准后携带氧气装置以鼻饲管吸氧，戴医用口罩，离开手术室返回隔离区或负压病房。麻醉药品及导管、喉镜、牙垫、气管导丝、面罩等麻醉器械必须一人一用。麻醉机使用后按要求严格消毒[12]。

2. 术中防护 手术过程中除对患者血液、分泌物、羊水和排泄物的防护外，还应格外重视使用电刀等电外科设备时产生的气溶胶。虽然产科手术较少使用电刀，如一旦使用应尽可能调至最低有效功率，并使用吸烟装置。手术医师和洗手护士动作要准确，规范操作，避免刀扎伤、针刺伤等伤害。

（三）手术后处理

1. 转运管理　术后患者转运前，医务人员应向医院感染管理部、医务部请示后，按规定路线送至指定病区隔离治疗。实行双医疗组长制，隔离病区和产科医师共同管理转运至隔离病区的患者。参与转运的医务人员做好个人防护，转运平车铺一次性床单，转运后转运车用有效含氯浓度 2 000mg/L 的消毒制剂彻底消毒。

2. 术后手术室处理

（1）手术室的物体表面：

1）无影灯、手术床、地面柜体等及可重复使用的诊疗用具和用品每次使用后用 1 000mg/L 含氯消毒剂彻底擦拭消毒。

2）环境物体表面和地面如被患者血液、体液、分泌物等污染，先用吸湿材料（如纸巾）去除可见的污染，在用至少 5 000mg/L 含氯消毒剂擦拭消毒。

（2）空气及仪器设备：用过氧化氢空气消毒喷雾器喷洒，作用 37 分钟。消毒完毕后静置 2 小时，之后用 1 000mg/L 含氯消毒剂彻底擦拭。

（3）锐器盒：术后锐器盒使用达到 3/4 满时，密闭，装入双侧黄色垃圾袋并用医院统一标识标注。

（4）吸引器内感染液体：每个吸引器袋内术前吸入 80ml 84 原液，作用 60 分钟，待术后导入污水池内。

3. 术中器械　手术器械、碗用 1 000mg/L 含氯消毒剂浸泡 60 分钟，器械放置入器械转运盒内盛装盖紧，碗用白色塑料袋装好放入医院统一标识转运箱传给供应室消毒。

4. 一次性医疗废物　双层黄色垃圾袋密闭，外贴医院统一标识，单独放置，按感染性医疗废物统一处理。

5. 标本处理　病理标本袋外贴医院统一标识，送病理科检查。

（四）手术记录备案

手术医师术后除常规记录备案患者信息外，还应及时填报《传染病报告表》，并对疑似病例确诊结果及动态更新。

（查　莹　龚　洵　曾万江）

参考文献

[1] 中华人民共和国国家卫生健康委员会.关于新型冠状病毒肺炎暂命名事宜的通知.2020-02-10.

[2] 中国医师协会妇产科医师分会母胎医师专业委员会,中华医学会妇产科学分会产科学组,中华医学会围产医学分会等.妊娠期与产褥期新型冠状病毒感染专家建议.中华围产医学杂志,2020,23(2):73-79.

[3] 华中科技大学同济医学院附属同济医院.新型冠状病毒肺炎流行期间孕产妇及新生儿管理指导意见(第二版).2020-02-09.

[4] 中华人民共和国国家卫生健康委员会.国家中医药管理局.新型冠状病毒肺炎诊疗方案(试行第六版).2020-02-18.

[5] Chen HJ,Guo JJ,Wang C,et al.Clinical characteristics and intrauterine vertical transmission potential of COVID-19 infection in nine pregnant women:a retrospective review of medical records.The Lancet,2020.

[6] 中华人民共和国国家卫生健康委员会.国家卫生健康委办公厅关于印发医疗机构内新型冠状病毒感染预防与控制技术指南(第一版)的通知.2020-01-22.

[7] 疾病预防控制局.新型冠状病毒传播途径与预防指南.2020-01-27.

[8] 中华人民共和国国家卫生健康委员会.医务人员手卫生规范.2009-04-01.

[9] 中华人民共和国国家卫生健康委员会.医院空气净化管理规范.2012-04-05.

[10] 中华人民共和国国家卫生健康委员会.经空气传播疾病医院感染预防与控制规范.2016-12-27.

[11] 湖北省卫生健康委员会.湖北省新型冠状病毒肺炎疑似或确诊孕产妇紧急情况下分娩处置预案(试行).2020-2-11.

[12] 陶凯雄,张必翔,张鹏,等.新型冠状病毒肺炎背景下普通外科诊疗防控工作建议.中华外科杂志,2020,58(3):E001.

第三节 新生儿产时保护

目前是否存在新型冠状病毒母婴传播尚不能确认,故对于疑似或者确诊新型冠状病毒感染产妇,分娩前应转诊到综合救治能力较强的助产机构,应在发热病房中具有呼吸道传染性疾病专用的隔离产室或专用手术室,分娩时应注意新生儿防护。关于新生儿产时管理建议具体如下[1]:

一、人员及物品准备

每次分娩时至少有1名熟练掌握新生儿复苏技术的医护人员在场,其职责是照料新生儿。产科应当至少提前30分钟通知新生儿科医师到产房或手术室,使其有充足时间完成全面防护措施及设备、器材准备。对于疑似病例,医务人员应执行二级防护措施:戴N95口罩、帽子、护目镜、无菌外科手套,穿工作服、隔离服、防护服,必要时穿连体防护服。对于确诊病例,医务人员执行三级防护措施:即在执行二级防护措施基础上,加穿连体防护服、戴面屏、头盔。

备好新生儿复苏设备(包括气囊面罩、胎粪吸引管、气管导管、喉镜等)、药品(1∶10 000的肾上腺素、生理盐水)、无菌包被、尿不湿等。

二、产时处理

目前已报告1例在出生后36小时咽拭子病毒核酸检测阳性的新生儿感染病例,其母系新型冠状病毒肺炎确诊病例。然而,另一项研究报道了9例确诊新型冠状病毒肺炎的孕妇,且并未在羊水、脐带血和新生儿咽喉拭子样本中检测新型冠状病毒[2]。故目前尚无足够数据确定孕妇新型冠状病毒感染对胎儿的影响,新型冠状病毒是否可以通过胎盘垂直传播以及是否污染羊水仍不清楚,因此产时应尽可能减少垂直传播风险。

(一)早断脐

新生儿娩出后不必进行脐带挤压或脐带延迟结扎,而应尽早夹闭和切断脐带。

(二)尽早清理口鼻分泌物

新生儿娩出后应快速彻底擦干全身,尽早清理新生儿口鼻分泌物,避免母体外周血和羊水的进入。

（三）新生儿复苏

按《中国新生儿复苏指南(2016 年北京修订)》[3]要求进行新生儿复苏。

生后立即快速评估 4 项指标：①足月吗？②羊水清吗？③有哭声或呼吸吗？④肌张力好吗？若 4 项中有 1 项为“否”，则需进行初步复苏。如羊水粪染，则需进行评估新生儿活力以决定是否气管插管吸引胎粪。

1. 初步复苏

(1)保暖：产房温度设置为 25~28℃，提前预热辐射保暖台，足月儿辐射保暖台温度设置为 32~34℃，或腹部体表温度 36.5℃；早产儿根据其中性温度设置。用预热毛巾包裹新生儿放在辐射保暖台上，注意头部擦干和保暖。

(2)体位：置新生儿鼻吸气位(头轻度仰伸)。

(3)吸引：用吸管(12F 或 14F)先口咽后鼻清理分泌物，吸引时间 <10 秒，吸引器负压不超过 100mmHg(1mmHg=0.133kPa)

(4)羊水粪染：先评估新生儿活力，若新生儿有活力，继续初步复苏；若新生儿无活力，立即气管插管并用胎粪吸引管吸引胎粪。如果不具备气管插管条件，而新生儿无活力时，应快速清理口鼻后立即开始正压通气。

(5)擦干和刺激：快速彻底擦干，用手轻拍或手指弹患儿足底或摩擦背部以诱发自主呼吸。若新生儿仍无呼吸，表明新生儿处于继发性呼吸暂停，应开始正压通气。

2. 正压通气

(1)指征：①呼吸暂停或喘息样呼吸；②心率 <100 次 /min。

(2)器械与方法：气囊面罩正压通气(通气压力 20~25cmH_2O，频率 40~60 次 /min)；T- 组合复苏器(T-Piece 复苏器)。

3. 气管插管指征

(1)需要气管内吸引清除胎粪时。

(2)气囊面罩正压通气无效或要延长时。

(3)胸外按压时。

(4)经气管注入药物时。

(5)需气管内给予肺表面活性物质。

(6)特殊复苏情况,如先天性膈疝或超低出生体重儿。

4. 胸外按压

(1)指征:当有效正压通气 30 秒后心率 <60 次 /min,在正压通气的同时须进行胸外按压。胸外按压时给氧浓度增加至 100%。

(2)方法:按压位置为在胸骨下 1/3,即两乳头连线中点下方,避开剑突。按压深度约为胸廓前后径的 1/3,放松时拇指或其他手指应不离开胸壁。胸外按压和正压通气的比例应为 3 : 1,即胸外按压 90 次 /min、正压通气 30 次 /min(2 秒内 3 次胸外按压加 1 次正压通气)。45~60 秒后重新评估心率,若心率仍 < 60 次 /min,除继续胸外按压外,考虑使用肾上腺素。

5. 药物使用

(1)肾上腺素(1 : 10 000)

指征:45~60 秒的正压通气和胸外按压后,心率持续 <60 次 /min。

剂量:静脉用量 0.1~0.3ml/kg(首选),气管内用量 0.5~1ml/kg,必要时 3~5 分钟重复 1 次。

(2)扩容剂:生理盐水。

(四)早产儿复苏的注意事项

1. 保暖 早产儿可置于合适中性温度的暖箱。对于 <32 周早产儿可采用塑料袋保温;

2. 正压通气 早产儿由于肺发育不成熟,通气阻力大,不稳定的间歇正压给氧易使其受伤害,因此正压通气时需控制压力,推荐使用 T- 组合复苏器进行正压通气。

3. 避免肺泡萎陷 对于呼吸困难或者胎龄 <30 周、有自主呼吸的早产儿,产房内尽早使用持续气道正压通气。依据病情可选择性使用肺表面活性物质。

4. 维持血流动力学稳定 由于早产儿生易发生室管膜下 - 脑室内出血,心肺复苏时尤其应该注意保温、避免使用高渗药物、操作轻柔、维持颅内压稳定。

(五)严密监护新生儿

既往孕妇罹患病毒性肺炎的研究表明,与没有肺炎的孕妇相比，病毒性肺炎的孕妇发生早产、胎儿生长受限、新生儿 5 分钟 Apgar 评分 <7 分以及围产儿病死的风险均增加[4]。由于新型冠状病毒感染产妇分娩前的高热及低氧血症，新生儿发生胎儿窘迫、早产等可能性增加，出生后呼吸暂停等发生的风险增加。因此，疑似或确诊新型冠状病毒感染产妇分娩的新生儿需密切监护。

三、按病毒感染流程隔离观察

新生儿出生后应立即按病毒感染流程隔离观察，不宜安放于开放式远外辐射台。

1. 疑似新型冠状病毒感染产妇分娩的新生儿产时管理　新生儿娩出后由新生儿科医师进行初步体格检查和必要的复苏后，视新生儿一般情况转入新生儿隔离留观室、隔离观察病区或隔离诊治病区。

2. 确诊新型冠状病毒感染产妇分娩的新生儿产时管理　①新生儿娩出后由新生儿科医师进行初步体格检查和必要的复苏后，转入新生儿隔离观察病区；②新生儿应进行新型冠状病毒感染的评估，建议有条件的医疗机构常规采集隔离观察病区或隔离诊治病区新生儿的咽拭子、痰、下呼吸道分泌物、血液等标本行新型冠状病毒核酸检测，结果供临床参考[5]。

四、病例上报

疑似或确诊新型冠状病毒肺炎的产妇分娩的新生儿需及时上报至本单位新型冠状病毒疫情防控组、本地卫生健康委妇幼处以及本地疾病预防控制中心[5-6]。

（查　莹　龚　洵　曾万江）

参考文献

[1] 中国医师协会新生儿医师分会，中国妇幼保健协会新生儿保健专业委员会，中华医学会围产医学分会，等. 新生儿科 2019 新型冠状病毒感染防控专家建议. 中华围产医学杂志，2020，23(2)：80-84.

[2] Chen HJ, Guo JJ, Wang C, et al. Clinical characteristics and intrauterine vertical transmissionpotential of COVID-19 infection in nine pregnant women: a retrospective review of medical records. The Lancet, 2020.
[3] 中国新生儿复苏项目专家组. 中国新生儿复苏指南(2016年北京修订). 中华围产医学杂志, 2016, 19(7): 481-486.
[4] 中国医师协会妇产科医师分会母胎医师专业委员会, 中华医学会妇产科分会产科学组, 中华医学会围产医学分会, 等. 妊娠期与产褥期新型冠状病毒感染专家建议. 中华围产医学杂志, 2020, 23(2): 73-79.
[5] 辽宁省产科疾病质控中心, 辽宁省危重孕产妇抢救中心, 辽宁省母胎医学中心, 等. 辽宁省新型冠状病毒感染流行期间孕产妇管理指导意见(第1版). 中国实用妇科与产科杂志, 2020, 36(2): 127-130.
[6] 中华人民共和国国家卫生健康委员会, 国家中医药管理局. 新型冠状病毒肺炎诊疗方案(试行第六版). 2020-02-18.

第四节　产后管理及出院标准

一、产后管理

(一) 产妇管理

孕妇在分娩过程中因体力消耗、失血、水分丢失，机体内环境紊乱致抵抗力下降，产后成为易感人群，无症状的感染者在此期间可能出现临床症状。

1. 隔离　产后转入隔离病区治疗。

2. 体温监测　由于产后机体免疫力下降以及女性生殖器解剖结构、产褥期多汗、产后泌乳等生理特点，产妇可能出现产后发热，因此，产后应该密切检测体温。当出现产后发热时，需同时考虑产科情况和新型冠状病毒肺炎相关症状，注意鉴别诊断，在排除产科情况后，应及时进行新型冠状病毒肺炎的相关检查。

3. 心电监护，病情监测，对症支持治疗。

4. 产科情况观察　注意子宫收缩，阴道出血及切口愈合情况，产后继续促宫缩治疗。

5. 抗病毒治疗(同前)　不建议同时应用3种以上的抗病毒药物，出现不可耐受毒副作用时应停止使用相关药物[1]。

(1) α- 干扰素雾化吸入；洛匹那韦 / 利托那韦；中成药治疗（治疗方案同产前管理）。

(2) 利巴韦林，一次 500mg，一日 2~3 次，静脉输注，疗程不超过 10 天，可与干扰素或洛匹那韦 / 利托那韦联合应用。

(3) 磷酸氯喹，一次 500mg，一日 2 次，口服，疗程不超过 10 天。

(4) 阿比多尔，一次 200mg，一日 3 次，疗程不超过 10 天。

上述抗病毒药物在产褥期应用的安全性证据有限，医务人员必须向产妇及家属充分告知，权衡利弊，仅在病情确需使用时，谨慎选择用药。（详见第九章）

6. 经验性抗菌治疗　避免盲目或不恰当的抗菌药物治疗，尤其是联合应用广谱抗菌药物，对于轻症患者，建议根据患者病情静脉或口服给予针对社区获得性肺炎的抗菌药物，如莫西沙星或阿奇霉素。对于重症或危重患者，给予经验性抗微生物药物以治疗所有可能的病原体。对于脓毒症患者，应在初次患者评估后一小时给予抗微生物药物。经验性抗生素治疗应基于临床诊断（包括当地流行病学、药敏数据以及治疗指南等）。经验性疗法应根据微生物学结果和临床判断进行降阶梯。

7. 康复者血浆治疗　适用于病情进展快、重型和危重型患者。剂量及用法参考《新冠肺炎康复者恢复期血浆临床治疗方案（试行第一版）》

8. 暂停母乳喂养　疑似病例及未痊愈的临床诊断病例、确诊病例不建议母乳喂养。暂停母乳喂养期间，建议产妇定时排空乳房，直至排除或治愈新型冠状病毒感染后方可母乳喂养（详见第七章第二节）。

（二）新生儿管理

对于确诊或疑似感染的母亲，新生儿出生后应立即按病毒感染流程隔离观察，并予以病毒核酸检测，暂不予母乳喂养。

1. 新生儿感染新型冠状病毒的可能途径　母胎垂直传播、密切接触传播及飞沫传播（家庭成员间、家庭来访者）、医院内获得性感染，故对符合以下任一条件者需要进行排查：

(1) 孕产妇确诊或疑似感染者。

(2)孕产妇密切接触家人确诊或高度疑似感染者。

(3)新生儿出生后家庭照护人员有确诊和高度疑似感染者。

2. 新生儿新型冠状病毒感染的疑似或确诊标准 同时满足以下条件[1-3]:

(1)符合国家卫生健康委员会《新型冠状病毒肺炎诊疗方案(试行第六版)》的疑似或确诊病例标准。

(2)不论新生儿是否有症状和体征,新型冠状病毒核酸检测阳性。

3. 疑似或确诊新型冠状病毒感染产妇所生新生儿的隔离

(1)疑似新型冠状病毒感染产妇分娩的新生儿:若新生儿一般情况好,可转入隔离留观病室;若新生儿反应欠佳、呼吸困难、发热等,或母亲存在其他疾病、发热等,则转入新生儿隔离观察病区进行医学观察和诊疗[4]。

(2)确诊新型冠状病毒感染产妇分娩的新生儿:需转入隔离观察病区或隔离诊治病区,隔离或诊治观察至少14天(详见第七章第一节)。

4. 无接触史的新生儿 新型冠状病毒疫情期间,对于无接触史的新生儿,若无特殊不适,不需要常规排查,可按正常新生儿护理。

5. 早产儿 对于<34周早产儿或出生后异常新生儿需要住院,应收至新生儿重症病房隔离,并进行必要检查和病原学采样,进行病因分析和相应治疗。新生儿尤其早产儿的临床表现缺乏特异性,如出现发热、咳嗽、呼吸困难、精神反应差、吃奶差、反复呕吐等症状应及时就诊。

6. 新生儿居家护理注意事项 居家护理期间应做好防控措施。居住单人房间,房间设置合适的温度,房间定时开窗通风;尽量减少照护人员,照护人员勤洗手;对新生儿的用物做好消毒,推荐使用75%的乙醇(医用酒精)和含氯的消毒水擦拭地面、家具等,耐热的奶瓶、奶嘴应进行高温消毒;如出生后出现父母或照护人员疑似新型冠状病毒感染者,应及时居家隔离观察,直至疑似感染的照护人员连续2次新型冠状病毒核酸检测阴性(采样时间至少间隔 1 天)后,方可解除隔离[5]。

7. 新生儿疾病筛查和听力筛查 部分疑似或确诊新型冠状病毒肺炎母亲所生新生儿,未完成新生儿疾病筛查、听力筛查等,可于疫情结束后至当地妇幼保健机构补做新生儿疾病筛查及听力筛查,如出生时未补充维生素 K_1,也需补充。

二、出院标准

1. 产妇出院标准 当产妇产后一般情况良好,肺炎治愈达到以下出院标准,可解除隔离出院或根据病情转诊到相应科室治疗。

(1)体温恢复正常 3 天以上、呼吸道症状明显好转。

(2)肺部影像学显示急性渗出性病变明显改善。

(3)连续 2 次呼吸道分泌物新型冠状病毒核酸检测阴性(采样时间至少间隔 1 天)。

(4)腹部切口 / 会阴切口愈合可,阴道出血少,子宫收缩可。

2. 新生儿出院标准

(1)疑似新型冠状病毒感染产妇分娩的新生儿:根据新生儿状况转入隔离病区留观或诊治至达到出院标准或母亲连续 2 次新型冠状病毒核酸检测阴性(采样时间至少间隔 1 天)后,才可在家长充分知情条件下,母婴同室或居家护理。

(2)确诊新型冠状病毒感染产妇分娩的新生儿:需转入隔离观察病区或隔离诊治病区,隔离或诊治观察至少 14 天,达此期限一般情况良好者,若母亲解除隔离,患儿亦可解除隔离。建议有条件的医疗机构常规采集隔离观察病区或隔离诊治病区新生儿的咽拭子、痰、下呼吸道分泌物、血液等标本行新型冠状病毒核酸检测,结果供临床参考[4]。

3. 出院后注意事项

(1)定点医院应做好与患者居住地基层医疗机构间的联系,共享病历资料,及时将出院患者信息推送至患者辖区或居住地居委会和基层医疗卫生机构,做好患者出院后随访工作。

(2)产妇及新生儿出院后,由于恢复期机体免疫功能低下,有感染其他病原体的风险,建议在家自我隔离、监测症状至少 14 天,佩戴口罩，有条件的居住在通风良好的单人房间，减少与家人密切接触，分餐饮食，避免外出活动[3,6]。出院后出现产后发热的产妇应及时到发热门诊就诊，发热门诊注意请妇产科医师会诊排除产科情况（包括产褥感染、乳腺炎等）。

(3) 建议在出院后第 2 周、第 4 周、第 6 周到医院随访、复诊。

（查 莹 龚 洵 曾万江）

参考文献

[1] 华中科技大学同济医学院附属同济医院．新型冠状病毒肺炎流行期间孕产妇及新生儿管理指导意见（第二版）.2020-2-9.

[2] 华中科技大学同济医学院附属同济医院．新型冠状病毒感染的肺炎流行期间孕产妇及新生儿管理指导意见（第一版）.2020-1-28.

[3] 中华人民共和国国家卫生健康委员会，国家中医药管理局．新型冠状病毒肺炎诊疗方案（试行第六版）.2020-2-18.

[4] 中国医师协会新生儿医师分会，中国妇幼保健协会新生儿保健专业委员会，中华医学会围产医学分会，等．新生儿科 2019 新型冠状病毒感染防控专家建议．中华围产医学杂志，2020，23（2）：80-84.

[5] World Health Organization.Home care for patients with suspected novel coronavirus（nCoV）infection presenting with mild symptoms and management of contacts.2020-02-04.

[6] 辽宁省产科疾病质控中心，辽宁省危重孕产妇抢救中心，辽宁省母胎医学中心，等．辽宁省新型冠状病毒感染流行期间孕产妇管理指导意见(第 1 版). 中国实用妇科与产科杂志，2020，36（2）：127-130.

第七章

产褥期防护

从胎盘娩出至产妇全身各器官除乳腺外恢复至正常未孕状态所需的一段时间，称产褥期，通常为6周。产褥期为女性生理及心理发生急剧变化的时期，鉴于孕产妇是病毒性疾病的易感人群之一，如同时合并产科疾病如：孕期贫血、胎膜早破、羊膜腔感染、慢性疾病、产前产后出血过多等，将进一步加剧产妇感染风险。

第一节　产褥期母儿防护

一、产妇的防护

（一）产褥期保健

目的是防治产后出血、感染等并发症，促进产后生理功能的恢复。

1. 观察体温及自觉症状　每日监测体温，注意有无发热、乏力、干咳、鼻塞、流涕、肌痛和腹泻等症状，如复测后体温仍≥37.3℃，应尽快至发热门诊就诊。

2. 观察子宫复旧及恶露　住院期间应于每日同一时间手测宫底高度，以了解子宫复旧情况。应每日观察恶露的量、颜色及气味。若子宫复旧不良，红色恶露增多且持续时间延长时，应尽早给予子宫收缩剂。若合并感染，恶露有臭味且有子宫压痛，有时合并发热，应给予广谱抗生素。

3. 会阴护理　选用对外阴无刺激的消毒液擦洗外阴，每日2~3次，平时应尽量保持会阴部清洁及干燥。会阴部有缝线者，应每日检查切口有无红肿、硬结及分泌物。若伤口感染，可能引起发热，应提前拆线引流或行扩创处理，并定时换药。

4. 饮食起居　合理饮食，注意手卫生，保持身体清洁，产妇居室应清洁通风，衣着应宽大透气，冬季注意防寒保暖，注意休息，疫情期间避免探视及聚会[1]。

5. 计划生育指导　若已恢复性生活，应采取避孕措施，哺乳者以工具避孕为宜，不哺乳者可选用药物避孕。

（二）产妇住院期间防护

1. 对于普通产妇应做好个人卫生，母乳喂养前注意清洁双手及乳房，不要亲吻新生儿，注意咳嗽礼仪，固定一位家属留陪。留陪的家属做相关检查，排除新型冠状病毒肺炎。产妇及留陪家属均需佩戴口罩，谢绝探视。

2. 对于疑似及确诊病例应当在具备有效隔离条件和防护条件的定点医院隔离治疗，疑似病例应单人单间隔离治疗，确诊病例可多人收治在同一病室。危重型病例应尽早收入ICU治疗[2]。

3. 对于已确诊的产妇，产后24小时后经多学科诊疗团队评估后，尽快转至孕产妇定点诊疗单位继续隔离治疗，尽可能缩短产妇处在产科隔离病房的时间。如有乳胀，则使用吸奶器辅助排空乳汁，避免产后急性乳腺炎。

（三）出院后注意事项

1. 产妇如出现发热、乏力、干咳、鼻塞、流涕、肌痛和腹泻等可疑症状，且本人14天内有疫情高发区旅游史、居住史或与确诊/疑似患者有密切接触史，应去指定医疗机构尽快就医。

2. 产妇出现阴道异常出血、异常腹痛、会阴伤口或腹部切口疼痛、合并症加重（如高血压、心脏病、糖尿病等）等情况时应及时就诊。就医时应做好防护。

（四）疫情期间产后复查

1. 对于孕期及分娩期正常、且产后也没有发生异常情况的产妇，可以利用短信、微信、微博、视频等新媒体，通过“互联网医院”“网上问诊”“云药房”等服务板块，开展在线咨询和指导，产后复查时间可适当延长[3,4]。

2. 如有孕产期合并症、并发症未恢复或有自觉症状（如高血压、心脏病等），应提前做好个人防护并规范进行产后复查及相关专科复诊，以便了解疾病恢复情况，及时处理[4]。

二、新生儿的防护

（一）无接触史新生儿的防护

1. 无接触史新生儿防护　新生儿若无接触史，无特殊不适，不需要常规排查，按正常新生儿护理。

2. 居家护理注意事项　居家护理期间应做好防控措施：单间、房间设置合适的温度湿度、尽量减少照护人员、房间定时开窗通风、照护人员勤洗手、洗脸，对新生儿的用物做好消毒，推荐使用75%的乙醇（医用酒精）和含氯的消毒水擦拭地面、家具等，耐热的奶瓶、奶嘴应进行高温消毒[4]。

（二）需要筛查或隔离的新生儿防护

1. 新生儿新型冠状病毒感染确诊标准　同时满足2条者：①母亲符合《新型冠状病毒肺炎诊疗方案（试行第六版）》确诊标准；②不论新生儿是否有症状和体征，新型冠状病毒核酸检测阳性[5]。

2. 防护病区设置

（1）新生儿隔离留观病室：凡提供产科或新生儿医护服务的医疗机构须设置。用于疑似新型冠状病毒感染产妇分娩的一般情况良好的新生儿隔离观察与护理。

（2）新生儿隔离观察病区：凡提供新生儿重症监护病房医护服务的医疗机构均须设置。用于疑似/确诊新型冠状病毒感染产妇分娩的新生儿的隔离观察与救治。隔离观察病区应设置在常规新生儿病房以外的区域，配有专用通道，不与常规新生儿病房交汇，病区内按医院感染控制要求严密分隔办公区、缓冲区和隔离观察病区。隔离观察病区病房应为单人单间，床位规模应适应感染隔离实际需要，按不低于Ⅱ级B等新生儿病房标准配置医疗设备和医务人员，以保障隔离观察期间对新生儿实施有效的隔离和救治[6]。

(3)新生儿隔离诊治病区：凡提供新生儿重症监护病房医护服务新型冠状病毒感染防控定点医疗机构均须设置。用于收治疑似/确诊新型冠状病毒感染产妇分娩的重症新生儿以及疑似/确诊新型冠状病毒感染的新生儿。隔离诊治病区应与常规新生儿病房之间有严密的分隔，具有独立的空气循环系统，有条件的机构可设置负压病房；须严格区分生活区、办公区、缓冲区、隔离区，按医院传染病感染控制病房要求设置合理通道和流程，所有通道不得与常规新生儿病房直接交汇；床位规模应适应感染防控实际需要，按不低于Ⅲ级A等新生儿监护病房标准配置设施设备、医务人员，各种防护、诊治和管理按“医疗机构内新型冠状病毒感染预防与控制技术指南”要求执行。

新生儿进入隔离留观病室、隔离观察病区或隔离诊治病区，均应安置于婴儿暖箱中并实施床边隔离措施，不宜安置于开放式远红外辐射台。

3. 收治原则

(1)新生儿母亲疑似新型冠状病毒感染，若新生儿反应欠佳、呼吸困难、发热等，或母亲存在其他疾病、发热等，则转入新生儿隔离观察病区进行医学观察和诊疗。如新生儿一般情况好，可转入隔离留观病室；随后若产妇连续2次新型冠状病毒核酸检测阴性(至少间隔1天)，可母婴同室或居家护理；如母亲新型冠状病毒核酸检测阳性，新生儿需转入新生儿隔离观察病区。

(2)疑似/确诊新型冠状病毒感染产妇分娩的新生儿，如有重症临床表现应及时转至新型冠状病毒感染防控定点医院新生儿隔离诊治病区进一步诊治。

(3)疑似/确诊新型冠状病毒感染产妇分娩的新生儿，转入隔离观察病区或隔离诊治病区后，隔离观察14天以上，达此期限一般情况良好者若母亲解除隔离患儿亦可解除隔离。

4. 转运管理　疑似/确诊新型冠状病毒感染产妇分娩的新生儿,或疑似/确诊新型冠状病毒感染新生儿的院内、院间转运,应严格按照《新型冠状病毒感染的肺炎病例转运工作方案(试行)》规范执行。

三、解除隔离后的防护

(一)解除隔离和出院标准

体温恢复正常3天以上,呼吸道症状明显好转,肺部影像学显示急性渗出性病变明显改善,连续两次呼吸道标本核酸检测阴性(采样时间至少间隔1天),满足以上条件者,可解除隔离出院[2]。

(二)出院后注意事项

1. 产妇居家护理

因恢复期机体免疫功能低下,有感染其他病原体风险,建议应继续进行14天自我健康状况监测,佩戴口罩,有条件的居住在通风良好的单人房间,减少与家人的近距离密切接触,分餐饮食,做好手卫生,避免外出活动[3]。建议在出院后第2周、第4周到医院随访、复诊。

2. 新生儿居家护理

(1)保持居室通风,生活用品实行专人专用,单独洗涤消毒处理。设置套有塑料袋并加盖的专用垃圾桶。用过的纸巾、尿片等放置到专用垃圾桶,每天清理,清理前用含有效氯500~1 000mg/L的含氯消毒液喷洒或浇洒垃圾至完全湿润,然后扎紧塑料袋口。

(2)家庭观察:每天早晚各测体温1次,并记录;记录喂养及呼吸情况。若出现发热或反应及吃奶差、气促等症状应立即到具备新生儿新型冠状病毒感染防控能力的定点医院就诊。

(3)家庭预防性物品消毒:台面、婴儿床等新生儿日常可能接触使用的物品表面,用含有效氯250~500mg/L的含氯消毒剂擦拭,然后用清水洗净,每天至少1次;地面每天用含有效氯

250~500mg/L 的含氯消毒剂进行湿式拖地；日常的织物（如毛巾、衣物、被罩等）用含有效氯 250~500mg/L 的含氯消毒剂浸泡 1 小时，或煮沸 15 分钟消毒。对耐热的物品，如奶瓶、奶嘴等可煮沸 15 分钟。

（刘燕燕　冯　玲）

参考文献

[1] World Health Organization.Guidelines for home care and contact management for suspected nCoV infections.2020-02-06.

[2] 中华人民共和国国家卫生健康委员会，国家中医药管理局．新型冠状病毒感染的肺炎诊疗方案（试行第六版）.2020-02-18.

[3] 华中科技大学同济医学院附属同济医院救治医疗专家组．新型冠状病毒感染的肺炎诊疗快速指南（第三版）.2020-1-28.

[4] 华中科技大学同济医学院附属同济医院．新型冠状病毒肺炎流行期间孕产妇及新生儿管理指导意见（第二版）.2020-2-9.

[5] 中华医学会儿科学分会新生儿学组．新生儿呼吸道病毒感染管理工作流程导图专家建议．中国循证儿科杂志，2020，15（1）：5-9.

[6] 中国医师协会新生儿医师分会，中国妇幼保健协会新生儿保健专业委员会，中华医学会围产医学分会等．新生儿科 2019 新型冠状病毒感染防控专家建议．中华围产医学杂志，2020，23（2）：80-84.

第二节　母乳喂养

母乳是婴儿最合适的天然食品，各级组织、家庭及个人都应该提倡、支持母乳喂养。

（一）普通产妇母乳喂养

1. 医护人员帮助产妇在产后 1 小时内开始母乳喂养，实行 24 小时母婴同室。鼓励母亲坚持纯母乳喂养 6 个月，提倡母乳喂养 2 年以上。

2. 哺乳前，产妇应洗手并用温开水清洁乳房及乳头。

3. 及时排空乳房，避免乳房过度充盈及乳腺管阻塞，导致乳胀、乳腺炎。

4. 采用正确的哺乳姿势，防止乳头皲裂及感染。

（二）疑似及确诊病例产妇暂停母乳喂养

1. 疑似病例以及未痊愈的确诊病例，不建议母乳喂养[1]。

2. 洛匹那韦 / 利托那韦可随大鼠乳汁分泌，人类乳汁是否含有该药尚不确定。因此，服用该药期间不建议母乳喂养。

3. 暂停母乳喂养期间，建议产妇定时排空乳房。

（刘燕燕　冯　玲）

参考文献

[1] 华中科技大学同济医学院附属同济医院救治医疗专家组. 新型冠状病毒感染的肺炎诊疗快速指南（第三版）.2020-1-28.

第三节　母儿重点观察内容

（一）产后发热

由于分娩疲劳、失血等导致的免疫力下降以及女性生殖器解剖位置、产褥期多汗、产后泌乳等生理特点，产妇可能出现产后发热。一旦出现产后发热，应注意鉴别诊断，排除乳胀、乳腺炎、泌尿道感染、普通感冒、生殖道感染等。有新型冠状病毒感染相关症状者，应及时进行血常规、呼吸道病毒筛查、胸部 CT 检查；发现肺炎影像学特征者，要及时完成新型冠状病毒核酸检测。出院产妇发热要及时到发热门诊就诊，就诊时做好防护措施，发热门诊注意请妇产科医师会诊排除产科因素引起的发热[1]。

（二）新生儿居家观察内容

新生儿无特异性感染症状。如出现发热、咳嗽、呼吸困难、精神反应差、吃奶差、反复呕吐等症状应及时就诊。

（刘燕燕　冯　玲）

参考文献

[1] 华中科技大学同济医学院附属同济医院救治医疗专家组.新型冠状病毒感染的肺炎诊疗快速指南(第三版).2020-1-28.

第八章

心理防护

第一节　孕产妇的心理防护

一、疫情下孕产妇的心理状态

怀孕、分娩、迎接新生命，这些事情本来就会引起孕产妇的心理情绪异常。在目前新型冠状病毒肺炎疫情下，它们更增加了孕产妇的心理负担。她们要担心的情况可能涉及方方面面：如自己、家人以及胎儿的健康、孕期及分娩安全、因疫情影响家庭收入、疫情下如何完成工作等，有些孕产妇甚至要面对失去亲人之痛。在新型冠状病毒肺炎严重疫情的非常时期，孕产妇既要处理生活工作中的困难，又要照顾腹中胎儿或新生儿，避免因为出现身体不适、抑郁、焦虑等异常心理反应而影响自己和胎儿的身心发展。因此，孕产妇需要在心理上加强防护，同时加强建设家属的心理健康。

首先我们要知道疫情的持续存在会让孕产妇心理、生理和行为上都出现变化。这是个体面临疫情这类应激事件打破了自己的平衡和承受能力，或者说超越了自己控制范围造成的。此时孕产妇可能会出现以下情绪反应：

(一) 担忧

1. 担心妊娠期新型冠状病毒肺炎的治疗对胎儿产生影响

孕产妇对于妊娠期用药相当关注，尤其是孕早期，担心药物对胚胎/胎儿发育造成严重影响。但根据现有经验，大多数抗病毒药物在妊娠期用药是相对安全的。医师会根据孕妇和胎儿情况，全面考虑，慎重用药。

2. 担心确诊为新型冠状病毒肺炎，是否能继续妊娠，是否会发生垂直传播

一旦确诊为新型冠状病毒肺炎，孕妇本人可能会出现发热、咳嗽、甚至严重的呼吸困难、呼吸衰竭等临床表现。孕妇是否能继续妊娠以及是否会垂直传播给胎儿，是每一个新型冠状病毒肺炎孕妇担忧的问题。

但目前还没有足够证据证明新型冠状病毒感染有母婴传播的风险，也尚无证据显示病毒本身对胚胎及胎儿有危害。如为孕早期感染，出现 38.5℃以上的持续高热，对胚胎组织有一定危害，需要特别关注。如果孕妇确诊为新型冠状病毒肺炎，应由多学科会诊，综合考虑孕周、疾病严重程度等具体情况，决定是否继续妊娠。

3. 担心自己不知道如何保护胎儿及新生儿

在疫情期间，孕产妇面临的首要担心是自己应该如何防护才能保护胎儿和新生儿。这些担心可能会加重孕妇的焦虑情绪。

4. 担心疫情影响自己常规产检或错过检查项目

正常情况下，早、中孕的孕妇应每 4 周来医院进行 1 次常规产前检查，评估孕妇本人及胎儿情况，而孕晚期产前检查的频率增加至每 2 周甚至是每周 1 次。由于新型冠状病毒肺炎疫情以及防控疫情的需要，某些孕妇处于严格隔离或相对隔离（小区封闭）等状态，出行不易，而且频繁到医院产前检查又担心可能增加感染的风险。有些孕妇本身合并高血压、糖尿病、自身免疫性疾病、不良孕产史等，本就需要增加产前检查次数，或因为唐氏筛查高风险/无创性胎儿非整倍体筛查高风险、胎儿系统超声检查提示胎儿结构异常需要进行羊膜腔穿刺及产前诊断。疫情的严重程度和防控需求增加了这类孕妇就诊的难度，更进一步增加了她们的担忧。

（二）焦虑与恐惧

疫情期间，孕产妇可通过各种途径获得关于疫情的信息，由于过度持续地刷微博、微信，让自己淹没在各类负面信息中，出现焦虑及恐慌情绪，导致信息过载和情绪的过度卷入。

（三）怀疑、疑病

平时孕妇会因为胎动、胎心异常、不规律宫缩等情况而怀疑胎儿宫内安危，在当前状态下孕妇更会因新型冠状病毒肺炎疫情的不确定性对自己或他人的卫生情况和身体健康情况存在更多的怀疑。孕期本身会伴随着多种躯体不适感，这时候怀疑的情绪会增加孕妇的“代入感”，会出现疑病的情绪，甚至在就诊时怀疑医师的判断和各项检查结果。

（四）愤怒

在新型冠状病毒肺炎疫情的特殊时期，孕产妇原本的生活节奏可能被打乱。生活用品价格的波动、购买困难、信息的不确定性，环境的不稳定因素，尤其是平时规律的产前检查无法按期进行，可能错过孕期重要检查，如胎儿系统超声筛查、羊膜腔穿刺及产前诊断、胎心监测等，一些特殊孕产妇无法定期监测血糖、饮食调整甚至胰岛素用量调整、监测血压、调整降压药物用量等，甚至孕产妇无法找到合适的分娩机构，这些都会让孕妇为此感到烦躁和愤怒。

（五）悲伤、抑郁

随着疫情的持续和不断变化，孕妇可能会对未来感到悲观、绝望，对家属不采取防护措施而感到委屈、担忧，担心胎儿、新生儿环境不安全，疫情对生活活动的部分限制，这些都会令孕产妇感到悲伤，对生活失去兴趣，变得容易情绪激动和哭泣。

（六）易波动

妊娠及分娩本身就是女性生理过程中的一件应激事件。在新型冠状病毒肺炎疫情下，压力会使孕产妇的情绪变得更为波动，变得更容易受到惊吓或情绪更易波动。

二、疫情下孕产妇的生理反应及行为变化

情绪波动以及应激压力不仅会带给孕产妇心理上的困扰，同

样也会造成生理上的反应。

（一）腹痛、腹泻

这是人们面对巨大压力时经常出现的生理反应，例如面临巨大考试、面试前。孕妇需要了解腹痛的程度、频率、是否为宫缩、有无合并阴道出血等异常症状，必要时需及时就医。

（二）不明原因的身体疼痛

当情绪过度焦虑、紧张的时候，人们的腹部、头部、肩颈、腰背等肌肉都会出现不明原因的疼痛。而孕妇还可能因这些不良情绪增加子宫收缩，从而导致腰腹部酸胀、疼痛。

（三）多汗、发冷、颤抖

不良情绪会影响神经系统和内分泌系统，导致交感/副交感神经功能紊乱，出现多汗、发冷等自主神经功能紊乱的症状。

（四）食欲变化

随着情绪波动，孕产妇的食欲会上升或者下降。如果饮食的变化未明显影响孕妇及胎儿的发育，则无需特殊关注。

（五）失眠

由于疫情的压力，孕产妇白天过度焦虑、反复看各种不良信息都是导致失眠的重要因素。

（六）行为变化

由于对新型冠状病毒肺炎的恐惧，孕产妇会自觉回避去一些相对密闭、人流量较多的地方，比如超市、菜市场、商场、医院等。在疫情面前，孕产妇更加想确定自身及胎儿的安全性，可能会出现一些强迫行为，如频繁呼吸、不断喷洒酒精及其他消毒液、不停地检查口罩佩戴情况、频繁刷手机信息等。

三、缓解孕产妇心理压力的方法

疫情高发期间，孕产妇发生焦虑和抑郁的风险增加。美国精神卫生机构研究发现，孕妇复原力（resilience）越高，产前压力越低，对分娩的信心越高，胎儿的神经系统发育越成熟。复原力（resilience）是指一个人在面对困难、压力事件、危机或创伤时适应良好的过程[1]。复原力不仅可以帮助人们从困难中反弹，而且可以进一步促进个人成长。复原力是可以通过学习来进行发展的，因此下面介绍一些可采取的方法，发展孕产妇复原力，缓解疫情期间的心理压力。

（一）合理关注疫情，避免信息过载

孕产妇应合理关注疫情，从正规渠道查看权威咨询，客观、真实地了解疫情和相关防护知识，提升内心的确定感，减少因频繁接受各种渠道信息报道带来的过度恐慌、紧张、担忧和焦虑。适当放下手机，限制刷屏时间，最好不超过1小时，并且不要在睡觉前过度刷屏看手机。

（二）沟通和倾诉，寻找情感支持

在负面情绪较多的时候，可以多和伴侣、家人、朋友、同事等通过电话或网络等方式沟通，倾诉宣泄内心感受，相互安慰、鼓励，保持与人的链接。对自己和他人抱有合理的期待，获得心理情感支持。

（三）合理安排生活，保持正常状态

在科学的防护下尽量保持规律的生活作息，安排一些有意义的活动，通过书籍、网络学习正确的孕产期相关知识，了解孕产期正常的生理及心理变化，比如了解自我健康监测的方法，自行居家监测胎儿宫内情况（胎动）等，避免不利健康的生活习惯，做一些适当的家务等，保证合理营养和运动，增加对生活的掌控感，以维持正常情绪。

（四）正视接纳反应，转移注意力

孕产妇处于生理和心理的特殊时期，在疫情影响下，更容易本能地感到紧张、恐慌甚至焦虑等不良情绪，因此要学会正确接纳自己的情绪反应，正视接纳隔离环境，减少自责等负面应对方式；还可以通过听音乐、绘画、阅读、冥想、瑜伽、泡澡、日记等方法放松自己，转移注意力，缓解心理压力。

（五）营造舒适环境，保持心情舒畅

孕产妇应回避不良环境，尽量减少外出，避免与新型冠状病毒肺炎患者、疑似患者、密切接触者等接触，尽量做到严格隔离；孕产妇应居家休息，与家人一起营造一个安静、舒适、整洁的生活环境，保持良好的孕期心态。

（六）利用心理咨询，寻求专业帮助

如果孕产妇进行自我心理调适困难时，可以寻求专业的心理学帮助，如阅读科普文章、媒体相关节目，可利用心理干预或咨询热线或网络，寻求专业帮助来获得情感支持。

（七）遵循医师建议，按时进行产检

孕产妇应根据自身情况以及胎儿胎动情况，遵循产科医师的建议，按时进行相应孕周产前检查。非常时期的产检需要提前预约安排，做到心中有数、从容应对，避免由此引发无谓的焦虑和紧张。如果出现特殊情况，如腹痛、阴道出血、阴道流液、胎动异常、血压升高等，应立即去医院进行检查。到达医院后不必过度紧张，做好自身及陪同家属的防护措施，遵守医院的防控要求。

（八）从经历中学习，寻找生活意义

孕产妇可以回顾过去自己在面对困难的时候，什么能帮助自己，什么会影响自己，从过去的经历中提取经验以帮助自己面对目前的困难，同时从经历中提炼自己的新发现、新成长。思考在未来面对同样情况时自己会做什么不同的事情，以及未来的个人目标。

四、确诊为新型冠状病毒肺炎孕产妇的心理调适

（一）接纳当前处境

一旦孕产妇确诊为新型冠状病毒肺炎患者，根据诊疗指南中规定，需要进行隔离及相应治疗。作为患者本人需要接纳治疗或隔离的处境，觉察自己的各种心理及躯体反应，包括悲伤、孤独、自责、恐惧等情绪反应及躯体不适感。

（二）积极配合治疗

孕产妇作为新型冠状病毒肺炎特殊患者，首先要通过医师的讲解，正确理解疾病对自己及胎儿可能造成的影响，保持积极乐观的心态，进行自我鼓励和肯定，坚定治疗的信心，积极配合医务人员的治疗。

（三）寻找人际支持

利用电话、网络等通信工具联系伴侣、亲戚、朋友、同事等，倾

诉病情及感受，排遣不良情绪，获得大家的支持与鼓励。

（四）善用专业的心理学帮助

一旦确诊为新型冠状病毒肺炎，孕产妇的心理压力剧增，焦虑、抑郁比例明显增加。因此建议这类孕产妇寻求专业的心理学帮助，如科普文章、媒体节目、心理咨询热线、网络咨询以及在安全前提下的面对面心理咨询和心理治疗等。

五、疑似为新型冠状病毒肺炎孕产妇的心理调适

（一）了解真实可靠的信息与知识

一旦孕产妇通过各项检查或临床症状疑似为新型冠状病毒肺炎患者，不良负性情绪随之而来。建议通过官方、正规途径接收疫情信息，理智地关注疫情信息，减少因大量信息带来的更多的心理负担。

（二）接纳自己的心身反应

作为新型冠状病毒肺炎疑似患者，应觉察自身及家人的情绪变化。当焦虑、恐惧、自责等情绪出现时，提醒自己或家人这些情绪的出现是正常的。可以尝试去接纳这些情绪，将它们对生活的影响程度降至最低。

（三）侥幸心理的调适

树立乐观的态度，客观认真了解疫情特点，细心关注生活中可能感染或传播的风险，做好自身及家庭的隔离消毒防护工作。

（四）规律生活作息，适当放松训练

一旦疑似为新型冠状病毒肺炎，孕产妇在家或隔离点隔离时，尽量维持正常的生活作息，要适当休息，保持生活的稳定性。积极关注胎动情况，做自己目前能做到的事情，寻找自己喜欢的放松方式来转移注意力。

（五）建立心理支持

应加强与伴侣、亲人、朋友的沟通交流，相互问候、安慰及支持，或寻求专业心理学帮助，建立良好的心理支持。

（吴媛媛）

参考文献

[1] American Psychological Association.The road to resilience.Washington, DC:American Psychological Association,2014.

第二节 医务人员的心理防护

一、可能出现的心身反应

当前新型冠状病毒肺炎疫情防控形势严峻,全国医疗卫生系统都进入应急响应状态,广大医务人员义无反顾地奋战在临床一线,他们无暇思考别的问题,所有注意力和精力都给了新型冠状病毒肺炎患者,他们面临被感染的风险,经历着生理和心理的双重考验。

据调查,20% 左右的医务人员面对重大疫情,可能出现应激反应,一般在 1 个月内缓解。应激反应本来是机体正遭到外界强烈的刺激后,经大脑皮层综合分析产生的一系列非特异性应答反应,如神经兴奋,激素分泌增多,血糖升高,血压上升,心率加快,呼吸加速等。这种情况是正常的,其作用在于使机体对刺激作出迅速而及时的应答,只要其强度、频率和持续时间适当,不但不会对人体造成损害,而且对保护机体有益。

(一) 心理层面

由于新型冠状病毒传染性强,医务人员需要穿上厚厚的防护服,戴上多层口罩、手套和脚套,厚重的防护用具使人感到憋气、缺氧;另外防护用品使用过程中出现意外职业暴露,增加感染的可能性,使医务人员产生紧张、担心、恐惧、害怕等心理反应。

在疫情暴发初期,关于疾病传染源、传播途径、确诊方法还不明确,对导致该疾病的新型冠状病毒所知甚少,尚无统一的诊疗方案。医务人员面对疑似或确诊患者时,易出现焦虑情绪,怀疑自己的专业技术,面对病患感到挫败、无助和内疚。

为避免交叉感染，隔离病房医务人员必须接受隔离生活，远离家人和朋友，原有的工作、生活节奏被打乱，很难迅速适应。他们与外界的沟通受到较大的限制，对紧张性生活事件具有良好缓冲作用的社会支持系统不能正常发挥作用。因此很容易情绪低落、担忧、压抑。

患者死亡、工作负担过重是医务人员的主要压力来源。在大批量收治肺炎患者初期，物资匮乏以及各项工作的衔接存在问题，工作难度大大超出了日常水平，工作强度高、任务重，容易导致医务人员情绪不稳定，如焦虑、烦躁、失眠、兴奋等，对周围的人或媒体感到愤怒；与他人交流不畅，缺乏自制力，缺乏耐心；也有人兴奋过度。

长时间工作导致医务人员职业耗竭感，如担心自身被感染，担心家人被感染；感到悲伤、忧郁，甚至感到无助、绝望。

（二）身体层面

常见的有因为疲劳和紧张导致的肌肉疼痛，有食欲不振或暴饮暴食等消化系统问题，有失眠或易惊醒等睡眠问题，以及头晕、心慌、胸闷等心身反应。由于休息不足，压力过大，医务人员容易产生疲劳感、体能下降、睡眠紊乱、决策困难等。

心身问题的发生，会不可避免地影响到一线医务人员的救治工作，这对他们本就沉重的内心也是一种负担。学会自我调节，保持良好的心身状态，有非常重要的积极意义。

二、医务人员心理调适的自助手段

（一）需要自我监测的“三维一态”[1]

【三维一态】

1. 情绪维度 是指情绪的稳定性与自我控制能力。

2. 认知维度 是指工作时注意力是否集中在目前的任务上，解决问题与做决定的能力是否正常，对疾病诊治的认知与现实是否相符。

3. 行为维度 是指能否适当应对目前非常态下的医疗工作，能否保持正常必要的工作能力。

4. 应激状态 是指在工作中是否遇到紧急情况，如突然调动岗位、重大人员伤亡事故、某同事死亡、患者死亡、患者自杀等。

【自我监测工具】

1. 三维评估量表 包括情绪严重程度量表、认知严重程度量表、行为严重程度量表。

（1）情绪严重程度量表：将情绪损害分为六类，具体如下：

1）无损害：情绪状态稳定，对日常活动情感表达适切。

2）损害很轻：情感对环境反应适切，对环境变化只有短暂的负性情感流露，不强烈，情绪完全能自我控制。

3）轻度损害：情感对环境反应适切，但对环境变化有较长时间的负性情感流露，能意识到需要自我控制。

4）中度损害：情感对环境反应有脱节，常表现出负性情感，对环境变化有较强的情绪波动。情感状态虽然比较稳定，但需要努力控制情绪。

5）显著损害：负性情感明显超出环境的影响，情感与环境明显不协调，心境波动明显，意识到自己的负性情感，但不能控制。

6）严重损害：完全失控或极度悲伤。

（2）认知严重程度量表：将认知损害分为六类，具体如下：

1）无损害：注意力集中，解决问题和做决定的能力正常。自身对时间的认识、感知与实际情况相符。

2）损害很轻：思维集中在疫情上，但思想能受意志控制。问题解决和做决定的能力轻微受损。对事件的认识、感知与现实基本相符。

3）轻度损害：注意力偶尔不集中，感到较难控制对疫情的思考。解决问题和做决定的能力降低。对事件的认识、感知与实际情况所预计的在某些方面有偏差。

4）中度损害：注意力常难以集中，较多地考虑疫情而难以自拔。解决问题和做决定的能力因为反复思考、自我怀疑和犹豫而受到影响。对事件的认知和感知与现实情况有明显的不同。

5）显著损害：沉湎于对疫情的思虑，因为反复思考、自我怀疑和犹豫而明显地影响解决问题和做决定的能力。对事件的认知、感知与现实情况有实质性的差异。

6）严重损害：除了疫情外，不能集中注意力。因为反复思考、自我怀疑和犹豫的影响，丧失了解决问题和做决定的能力。因为对疫情的认知和感知与现实情况明显有差异，从而影响了其日常生活。

(3)行为严重程度量表：将行为损害分为六类，具体如下：

1）无损害：对疫情的应对行为适当，能保持必要的日常功能。

2）损害很轻：偶尔有不适当的应对行为，能保持必要的日常功能，但需要努力。

3）轻度损害：偶尔出现不适当的应对行为，有时有日常功能减退，表现为效率的降低。

4）中度损害：有不适当的应对行为，且没有效率。需要花很大精力方能维持日常功能。

5）显著损害：应对行为明显超过疫情的反应，日常功能表现明显受到影响。

6）严重损害：行为异常、难以预料。并且对自己、他人有伤害的危险。

2. 压力来源量表　根据新型冠状病毒肺炎疫情的特殊情况，设计医务人员压力可能的各种来源，如害怕被感染、怀疑自己已经被感染、担心自己的其他健康问题、担心自己将感染传染给他人、担心病毒失控/广泛传播、感到生命受到威胁、感到自己失去了对生活的控制、想到了死亡和死亡的来临、由于工作负担感到有压力、担心自己被安排到“发热病房”、担心自己被隔离、感到自己被歧视、由于自己的工作感到被朋友和家人疏远等。医务人员可以根据实际情况对自身压力情况进行自我监测。

3. 职业耗竭量表　职业耗竭是由于各种各样的持续应激源，尤其是工作中的人际应激源所导致的一种负性精神状态。职业耗竭包括以下三个症状：情感衰竭，筋疲力尽；人格解体，冷漠疏离，玩世不恭；缺乏成就感，自我效能低下。因此可根据以上三种临床表现设计职业耗竭量表，医务人员可以进行自我监测及评估。

4. 事件影响量表　列举出经历或目睹无法预测的突发事件

时可能会有的心理或生理反应,可对照自己过去 2 周内的反应及对自己的影响程度而进行评估。

【需要专业心理咨询介入的情况】

1. 出现无法入睡、情绪低落、焦虑、心慌等,持续 2 周无法缓解,影响工作。

2. 三维评估量表总分超过 12 分,情绪的稳定性与自我控制能力、注意力与解决问题的能力、工作能力出现一定困难。

3. 事件影响量表、职业耗竭量表及压力来源量表评分明显升高。

(二)自我认知调节

当每日目睹同伴不断病倒和病情严重,病因和传播途径不明,缺乏有效地治疗方案,同事的恐慌、工作气氛沉重、不安、紧张、担忧,心理易产生严重恐惧和压迫感,任何负性心理只能削弱自身抵抗力。为此,增加心理安全感,把对突发事件的关注转移到日常护理和环境控制工作中,积极面对,尽量削弱疫情对心理的影响。

1. 内疚 如果面对疫情和患者,感到无能为力而产生内疚,医务人员应告诉自己:不要自责,医学不是万能的,救治不是由个人能力决定的,整个中国都在为疫情战斗,你已经尽了自己的最大努力。要接受自身和医学技术的限制,尊重客观现实,与同事共同做事,相互鼓励。同时要进行积极地自我对话,肯定自己的付出、专业能力和自我价值,提高自我效能感。

2. 思念 如果特别想念家人,又因为怕他们担心而不敢联系,要相信他们是你的坚强后盾。多和家人沟通,告诉他们你的真实想法,他们会理解你、支持你,会给你力量。

3. 害怕 如果你有被感染的担忧和害怕,接纳自己的真实情绪,同时向你的上级和同伴寻求支持,他们会告诉你如何在一线做好防护,你一定会保护好自己。加强学习防护等相关专业知识,适度关注主流媒体对疫情的报道。

如果负面情绪持续时间较长,经自我调节及周围人的帮助仍未缓解时,应及时向专业心理健康服务机构求助。

总之,在应激状态下,医务人员的很多情绪和想法是会被夸大的，通过自我调节，最好多跟他人沟通交流，让自己的认知重归理性和客观，重新平静心绪。

（三）放松训练

下面介绍几种简单、易学、不受场地限制的放松方法，医务人员可以根据自己的时间合理进行训练。

1. 催眠放松／想象放松 尽量让自己在一个相对安静的环境里，如果有舒缓的轻音乐更好。首先调整自己的呼吸，让呼吸变得深远、悠长，把注意力集中在自己的身体上，随着呼吸越来越放松。想象自己在一个非常舒适怡人的场景里，比如在某个干净温暖的海滩或辽阔清爽的草原，想象自己正处于最舒服的状态，用语言引导身体的每个部位慢慢放松下来。在休息的时候做这类放松，有助于睡眠[2]。

2. 呼吸训练 最好使用腹式呼吸法，可以把双手放在腹部，帮助自己找到腹式呼吸的感觉。首先找到一个舒服的状态（坐着或躺着）。吸气的时候，让气息深入，腹部高高隆起，远离脊柱，感受新鲜空气让身体充满能量；呼气的时候，腹部向内收缩，向后找脊柱，把腹部的空气全部挤出去，感受身体的疲惫、负面的情绪都随着气息远离身体。调整好呼吸的节奏，一般吸气可以使用 2~4 秒，呼气使用 3~5 秒，呼吸越深入，越有利于放松。如此重复 10 次以上。

3. 转动眼珠训练 闭上双眼，然后慢慢转动眼珠 3 次。这样会刺激褪黑素的分泌，它有助于睡眠。也可同时倾听舒缓音乐。

4. 肌肉放松训练 肌肉放松训练是通过让人有意识地去感觉主要肌肉群的紧张和放松，从而达到放松的目的。它包括五个步骤：集中注意—肌肉紧张—保持紧张—解除紧张—肌肉松弛。

（1）手臂部的放松：伸出右手，握紧拳，紧张右前臂；伸出左手，握紧拳，紧张左前臂；双臂伸直，两手同时握紧拳，紧张手和臂部。

（2）头部的放松：皱起前额部肌肉；皱起眉头；皱起鼻子和脸颊。

（3）躯干的放松：耸起双肩，紧张肩部肌肉；挺起胸部，紧张胸部肌肉；拱起背部，紧张背部肌肉；屏住呼吸，紧张腹部肌肉。

（4）腿部的放松：伸出右腿，右脚向前用力像在蹬一堵墙，紧张右腿，伸出左腿，左脚向前用力，紧张左腿。

(四) 制订工作方案

医务人员要按照诊疗规范和严格隔离流程，进一步加强对确诊病例的早发现、早诊断、早隔离、早治疗。应正确看待疾病，面对各种情况，为自己制订一个详尽的工作流程和工作计划，有方案和应对预案，做到胸有成竹，有条理地完成日常诊疗工作。应避免长时间工作，适当安排换班，脱离病房环境，减轻心理压力。

(五) 营养支持

生活环境的改变、药物的影响、医院的氛围、食欲减退、能量消耗增多，影响医务人员营养摄取。因此需要加强营养，利用食疗增强免疫力。食物以优质蛋白、高热量、高维生素为主，以牛奶、鸡蛋、肉类为主要蛋白质来源。饮食清淡丰富，补充多种维生素，保持自身的免疫力。

(六) 运动支持

定量、定时及规律的运动，锻炼人的意志和体质，提高自身素质，促进消化吸收，增进食欲。运动时有助于转移注意力，舒缓紧张情绪，运动通过加速血液循环，增加个体免疫力。因此建议医务人员因地制宜地做一些体育运动，如伸展肢体、太极拳等。

(七) 保障睡眠

睡眠可以消除疲劳，恢复体力，保护大脑，恢复精力、增强免疫力。睡前可放空大脑，不要去思考，让自己处于完全放松的状态，减少对疫情的关注，减少手机使用时间，不要谈论和回想不良事件，尽量保证有效的睡眠。

(八) 情感支持

在面对危机事件时，出现负性情绪是正常的。应适时地将自己的感觉和经验与同事讨论、分享、相互支持、鼓励、肯定，获得情感上的支持。

(九) 感受家庭氛围

医务人员坚守工作岗位，给家庭生活带来困难和不便。伴侣的理解和支持，家人豁达宽容的心态，分担痛苦和烦恼，可以让医务人员感受家庭和谐氛围，缓解心理压力，使其安心投入工作。

（十）照顾团队

医务人员团队的领导者要理解救援团队的危机心理。要采取措施，保证每个人都能够在工作压力下很好地进行自我调节和恢复。比如，每天有一个分享环节，团队成员可以相互支持和给予建议。团队成员之间需要有分工，轮换工作岗位，合理安排休息。团队领导者要为团队成员提供良好的休息环节，可以和工作任务、工作压力保持距离的环境。这是保持团队持续有效的科学保障。

（十一）寻求专业帮助

当出现严重的焦虑和抑郁、失眠、频繁做噩梦、易怒、失眠，甚至觉得自己失控、有轻生观念等，无法进行自我调适或自我调适失败，就要寻求专业的心理咨询或心理卫生服务机构的帮助。

（吴媛媛）

参考文献

[1]《协和新型冠状病毒肺炎防护手册》编辑组. 新型冠状病毒肺炎疫情中各类人员心理防护协和实用手册. 北京：中国协和医科大学出版社，2020.

[2] 中国心理卫生协会. 新型冠状病毒感染的肺炎公众心理自助与疏导指南. 北京：人民卫生出版社，2020.

第九章

新型冠状病毒肺炎诊疗方案中的孕产妇安全问题

2020年1月16日，国家卫生健康委员会组织相关专家制定并发布了《新型冠状病毒感染的肺炎诊疗方案（试行版）》。随着对疾病的逐步认识、治疗药物的筛选以及临床经验的积累，专家组对试行版不断进行修订。截至2月19日，专家组已经制定并发布了《新型冠状病毒肺炎诊疗方案（试行第六版）》。各版诊疗方案均强调了胸部放射学诊断以及抗病毒治疗、中医药治疗，本章就这些诊疗措施的孕产妇安全问题进行阐述。

第一节　孕妇胸部放射学检查的安全性问题

胸部放射学检查是新型冠状病毒肺炎的关键诊断标准之一[1]。孕妇胸部放射学检查是否会导致胎儿生长发育异常，主要取决于检查的时间节点以及放射学检查技术产生的胎儿辐射剂量。胎儿辐射剂量特指胎儿在子宫内接受的辐射剂量，而非孕妇本人接受的辐射剂量。

一、孕妇胸部放射学检查的子代安全性

(一) 人胚各阶段发育特点及环境暴露损伤特点

根据遗传学原理，受精后的不同阶段，人胚发育特点不同，暴露于外界环境中的放射线等有害因素时，产生的损伤特点也不同[2,3]。

人类精子与卵子结合，称受精，这是新生命形成的起点。

受精后 2 周内，人类胚胎处于卵裂、植入、着床后早期阶段。这个阶段，人类胚胎对辐射损伤的致死性效应最敏感。换言之，此阶段损伤表现为“全或无”，即胚胎无损伤存活或吸收（流产）。

受精后第 2~8 周末，称为胚胎期，也称器官发育期或致畸敏感期，人体各器官组织在此阶段逐渐分化形成。处于分化形成阶段的器官及组织对环境致畸因素敏感，暴露损伤的主要效应是发育畸形或生长落后，严重损伤可能出现多器官畸形甚至死亡。此阶段放射学损伤的临床表现特点是骨骼、眼、生殖器等发育畸形以及生长发育落后，生长受限、小头畸形和智力残疾最常见。

受精后第 9~38 周，称为胎儿期，发育特点是各器官组织逐渐发育成熟。足月分娩时，胎儿的中枢神经系统等仍处于快速发育阶段。本阶段环境因素暴露，主要是引起胎儿生长发育落后以及认知功能发育落后等功能障碍。胎儿的放射学损伤主要发生于受精后 25 周内，临床表现特点是小头畸形、智力残疾。

(二) 孕妇胸部放射学检查的胎儿辐射剂量阈值

与成人辐射损伤一样，胎儿辐射损伤效应也分为确定性效应和非确定性效应两大类。

1. 非确定性效应　又称随机效应，效应的发生概率与辐射剂量线性相关，但效应的严重程度与剂量无关，无剂量阈值，如胎儿白血病。2007 年，美国放射学会（American College of Radiology，ACR）以及美国妇产科医师学会（American College of Obstetricians and Gynecologists，ACOG）提出，胎儿白血病基线发病率 0.067%，宫内辐射暴露可增加发病率 0.004 3%/mGy[2]。2016 年，ACOG 指出，胎儿白血病基线发病率 1/3 000，胎儿辐射剂量 10~20mGy

时发病风险可能升高1.5~2倍;孕期辐射暴露导致胎儿白血病的风险仍然不清楚,这种风险可能很小[3]。一般认为,胎儿白血病主要见于妊娠早期辐射暴露。

2. **确定性效应** 具有剂量依赖性,效应严重程度与辐射剂量正相关,当辐射剂量超过阈值时就会产生子代损伤效应。胎儿辐射损伤的剂量阈值与放射学检查的孕周有关。

目前认为[2,3],当胎儿辐射剂量低于50mGy时不会造成胎儿发育异常、生长受限或流产,超过100mGy时可能致畸,超过1 000mGy时可能造成早期胚胎致死性损伤。因此,胎儿非癌辐射风险阈值为50~100mGy。

此外,应该注意,胎儿辐射暴露的时间段与剂量的关系。一般认为,受精后2周内,胎儿辐射剂量超过50~100mGy可能引起胚胎死亡或吸收胎。受精后第2~8周,胎儿辐射剂量200mGy可能引起骨骼、眼、生殖器发育畸形,200~250mGy可能引起胎儿生长受限。受精后第9~15周,胎儿辐射剂量200mGy可能引起小头畸形;60~310mGy可能引起严重智力残疾,据报道,1 000mGy暴露可使IQ值下降25。受精后第16~25周,胎儿辐射剂量250~280mGy可能引起严重智力残疾。相对而言,受精后9~15周胎儿辐射暴露引起严重智力残疾的风险更大。受到医学伦理学影响,上述数据主要来源于动物实验、孕期意外暴露以及核灾难暴露。事实上,临床记录的导致智力残疾的最低胎儿辐射剂量是610mGy。

3. **孕妇胸部放射线检查技术的胎儿辐射剂量** 根据现有数据[2,3],成人胸部X线检查技术的胎儿辐射剂量低于胎儿损伤的辐射阈值。如双视角胸部平片的胎儿辐射剂量为0.000 5~0.01mGy,胸部CT或CT肺动脉造影的胎儿辐射剂量为0.01~0.66mGy,均低于胎儿非癌辐射风险阈值。

综上所述,孕妇胸部放射学检查对胎儿比较安全。

二、孕妇放射学检查的注意事项

(一) 知情同意

孕妇胸部放射学检查前,应遵循医学伦理学基本原理,尊重孕妇及其家属的自主性、知情同意权、保密权及隐私权，充分告知目前已知的疾病相关信息、胸部放射学检查的诊断重要性及潜在的胎儿损伤可能性。取得孕妇及家属的知情同意，签署知情同意书。

（二）加强防护

1. 预防交叉感染　条件具备时，建议定点医院建立孕妇放射学检查绿色通道，开设专用通行道路、专用检查房间，配备专用检查仪器和技术人员。条件确实达不到孕妇放射学检查绿色通道时，应指导孕妇穿戴防护服装，再进入检查区域。

2. 孕妇辐射防护　孕妇腹部区域应采用铅围裙进行防护，包括在孕妇身下的检查床中部铺垫铅围裙、在孕妇腹部上方及两侧方包裹覆盖铅围裙。铅围裙与孕妇身体之间应加用一次性中单。

（陈素华）

参考文献

[1] 中华人民共和国国家卫生健康委员会. 国家中医药管理局. 新型冠状病毒感染的肺炎诊疗方案（试行第六版）.2020-02-18.

[2] ACR，ACOG.Radiation Exposure and Pregnancy：When Should We Be Concerned？ RadioGraphics，2007，27（4）：909-917.

[3] Copel J，El-Sayed Y，Heine RP，et al.ACOG Committee Opinion No.656 ：Guidelines for Diagnostic Imaging During Pregnancy and Lactation.Obstet Gynecol.2016，127（2）：e75-e80.

第二节　孕产妇使用抗病毒药物的安全性问题

《新型冠状病毒肺炎诊疗方案（试行第六版）》明确建议试用抗病毒药物，包括 α- 干扰素雾化吸入、口服洛匹那韦 / 利托那韦、静脉输注利巴韦林（与干扰素或洛匹那韦 / 利托那韦联合应用）以及磷酸氯喹、阿比多尔。妊娠期用药对人胚发育的不良影响，也决定于用药时间及药物本身的生物学效应。

一、人胚各阶段发育特点及环境暴露损伤特点

参考本章第一节相关内容，本节不再赘述。

二、孕产妇使用抗病毒药物的安全性

（一）α- 干扰素

动物实验显示，在妊娠早期至中期，超大剂量（人类剂量 20~500 倍）给药，可造成恒河猴堕胎或死胎。有学者研究妊娠期药物动力学变化，未发现大剂量给药时的药物胎盘转运[1]。有限的人类用药资料显示，产前用药可能与胎儿发育迟缓相关[2]。2012 年有综述显示[3]，63 例用药孕妇未出现胎儿畸形、死胎，未发现流产、早产风险显著升高。

大剂量静脉用药治疗恶性黑色素瘤的研究显示，可能由于药物分子量大，没有发现临床相关剂量的药物转移到母乳中[4]。

综上所述，早孕至中孕期间超剂量给药可能引起恒河猴死胎。虽然有人类妊娠期用药成功妊娠、分娩的案例，但缺乏充足的、严格控制的妊娠期女性用药研究数据，也不明确药物是否随乳汁排泄。在美国食品药品管理局（FDA）传统的妊娠期药物分级中，本药属于 C 级。因此，在临床用药前，应充分向孕妇及家属告知，孕期（尤其是早孕期）用药有影响胎儿生长发育的风险。

（二）洛匹那韦 / 利托那韦

已列入 HIV 孕期用药首选方案。

美国 FDA 针对 HIV 孕期女性用药的临床前研究显示[5]，孕鼠给药洛匹那韦 100mg/（kg·d）、利托那韦 50mg/（kg·d）时，未发现子代先天畸形风险增加；孕兔给药洛匹那韦 80mg/（kg·d）（相当于人体血药浓度 0.6 倍）、利托那韦 40mg/（kg·d）（相当于人体血药浓度）时，对子代发育无不良影响；有学者报道，孕期大鼠大剂量用药，对母、胎具有肝毒性和肾毒性。

洛匹那韦和利托那韦是否通过胎盘，研究结果不一致，不能排除药物通过被动扩散模式经胎盘转移到脐血的可能性[6-9]。

一项由药物生产商合作维护的妊娠登记处前瞻性报告显示，孕期使用洛匹那韦并不增加先天畸形风险[10]。2014 年，法国一项围产期队列研究纳入了 1 333 例早孕用药妇女和 2 371 例晚孕用药妇女，未发现洛匹那韦增加出生缺陷风险[11]。

洛匹那韦可随大鼠乳汁排泄[12]，是否随人类乳汁排泄尚不确定。

综上所述，基于动物实验研究和有限的人类报告，该药可能通过胎盘转运到胎儿体内，但似乎并不增加不良妊娠结局的风险。医务人员应向孕妇及家属充分告知使用该药的孕妇获益及胎儿的潜在风险，权衡利弊，当潜在益处大于胎儿的潜在风险时，选择用药。用药期间应暂停哺乳。

（三）利巴韦林

动物实验显示，该药有明显的胚胎致死性和致畸性[13]。妊娠期禁用。

哺乳期使用，少量药物可随乳汁排泄，对母体和子代均有毒性作用。不推荐哺乳期使用。

病情确需使用时，医务人员必须向孕妇及家属充分告知使用该药的孕妇获益及胎儿风险，充分权衡利弊，当潜在益处大于胎儿风险时，孕妇及家属知情选择签署意见，方可选择用药。

（四）磷酸氯喹

动物实验显示，药物可通过小鼠及猴的胎盘转移到胎儿体内，在胎儿肾上腺皮质和视网膜积累[14,15]。妊娠期大鼠大剂量给药，子代出现无眼和小眼畸形[16]、生长受限[17]和肝毒性[18]。

人类妊娠期用药是否出现子代视网膜变性或眼毒性，观察结果不一致[19,20]。妊娠期使用推荐剂量预防疟疾或三日方案治疗疟疾通常安全[21,22]，每日用药治疗系统性红斑狼疮和类风湿关节炎也未发现致畸作用[23,24]，但有大剂量用药者子代出现先天性耳聋、智力发育落后、脑积水、肢体缺陷等异常的病例报道[25]。

哺乳期用药，药物可随乳汁少量排泄[26]。

综上所述，不建议妊娠期妇女及哺乳期妇女使用本药。当确需使用本药时，医务人员必须向孕妇及家属充分告知使用该药的孕妇获益及胎儿风险，充分权衡利弊，当潜在益处大于胎儿风险时，孕妇及家属知情选择签署意见，方可选择用药。

（五）阿比多尔

该药在妊娠期及哺乳期使用的安全性尚不明确，使用须谨慎。

（陈素华）

参考文献

[1] Pons JC, Lebon P, Frydman R, et al. Pharmacokinetics of interferon-alpha in pregnant women and fetoplacental passage. Fetal Diagn Ther, 1995, 10(1): 7-10.

[2] Hellwig K, Haghikia A, Gold R. Parenthood and immunomodulation in patients with multiple sclerosis. J Neurol, 2010, 257(4): 580-583.

[3] Yazdani Brojeni P, Matok I, Garcia Bournissen F, et al. A systematic review of the fetal safety of interferon alpha. Reprod Toxicol, 2012, 33(3): 265-268.

[4] Kumar AR, Hale TW, Mock RE. Transfer of interferon alfa into human breast milk. J Hum Lact, 2000, 16(3): 226-228.

[5] Cunha AM, Hagemann CC, Simoes RS, et al. Effects of lopinavir-ritonavir combined therapy during the rat pregnancy. Morphological and biochemical aspects. European journal of obstetrics, gynecology, and reproductive biology, 2007, 133(1): 60-63.

[6] Ivanovic J, Nicastri E, Anceschi MM, et al. Transplacental transfer of antiretroviral drugs and newborn birth weight in HIV-infected pregnant women. Current HIV research, 2009, 7(6): 620-625.

[7] Stek AM, Mirochnick M, Capparelli E, et al. Reduced lopinavir exposure during pregnancy. AIDS, 2006, 20(15): 1931-1939.

[8] Gingelmaier A, Kurowski M, Kastner R, et al. Placental transfer and pharmacokinetics of lopinavir and other protease inhibitors in combination with nevirapine at delivery. AIDS, 2006, 20(13): 1737-1743.

[9] Gavard L, Gil S, Peytavin G, et al. Placental transfer of lopinavir/ritonavir in the ex vivo human cotyledon perfusion model. American journal of obstetrics and gynecology, 2006, 195(1): 296-301.

[10] Antiretroviral Pregnancy Registry Steering Committee. Antiretroviral Pregnancy Registry International Interim Report for 1 January 1989

through 31 July 2018.Wilmington, NC: Registry Coordinating Center, 2018.

[11] Sibiude J, Mandelbrot L, Blanche S, et al.Association between prenatal exposure to antiretroviral therapy and birth defects: an analysis of the French perinatal cohort study (ANRS CO1/CO11).PLoS medicine, 2014, 11(4): e1001635.

[12] Hazardous Substance Data Bank, 2013.

[13] Johnson EM.The effects of ribavirin on development and reproduction: a critical review of published and unpublished studies in experimental animals, J Am Coll Toxicol, 1990.

[14] Dencker L, Lindquist NG, Ullberg S.Distribution of an 125I-labelled chloroquine analogue in a pregnant Macaca monkey.Toxicology, 1975, 5(2): 255-265.

[15] Ullberg S, Lindquist NG, Sjòstrand SE.Accumulation of chorio-retinotoxic drugs in the foetal eye.Nature, 1970, 227(5264): 1257-1258.

[16] Udalova LD.The effect of chloroquine on the embryonal development of rats.Pharmacol Toxicol, 1967, 2 :226-8.

[17] Mgbodile MU.Effects of perinatal exposure of albino rats to chloroquine. Biol Neonate.1987, 51(5): 273-276.

[18] Zahid A, Abidi TS.Endothelial cell injury in newborn rat liver by antenatal chloroquine exposure.J Coll Physicians Surg Pak, 2003, 13(4): 213-215.

[19] Panfique L, Magnard P.Retinal degeneration in 2 children following preventive treatment of mother during pregnancy.Bull Soc Ophthalmol Fr, 1969, 69 :466-467.

[20] Osadchy A, Ratnapalan T, Koren G.Ocular toxicity in children exposed in utero to antimalarial drugs: review of the literature.J Rheumatol, 2011, 38(12): 2504-2508.

[21] Nyirjesy P, Kavasya T, Axelrod P, et al.Malaria during pregnancy: neonatal morbidity and mortality and the efficacy of chloroquine chemoprophylaxis.Clin Infect Dis, 1993, 16(1): 127-132.

[22] McGready R, Lee SJ, Wiladphaingern J, et al.Adverse effects of falciparum and vivax malaria and the safety of antimalarial treatment in early pregnancy: a population-based study.Lancet Infect Dis, 2012, 12(5): 388-396.

[23] Levy M, Buskila D, Gladman DD, et al.Pregnancy outcome following first trimester exposure to chloroquine.Am J Perinatol, 1991, 8(3): 174-178.

[24] Borba EF, Turrini-Filho JR, Kuruma KA, et al.Chloroquine gestational use in systemic lupus erythematosus: assessing the risk of child ototoxicity by pure tone audiometry.Lupus, 2004, 13(4): 223-227.

[25] Fraga A.Sterility and fertility rates, fetal wastage and maternal morbidity in systemic lupus erythematosus.J Rheumatol, 1974, 1 : 293.

[26] Law I, Ilett KF, Hackett LP, et al.Transfer of chloroquine and desethylchloroquine across the placenta and into milk in Melanesian mothers.Br J Clin Pharmacol, 2008, 65(5): 674-679.

第三节 孕产妇使用中医药的安全性问题

新型冠状病毒肺炎属中医“疫疠”范畴，为感受湿毒疠气之邪[1]致病。不同体质，感受疫毒之邪的强弱不同，表现出的症状不同，中医辨证分型不同，用药也会不同。

根据国家最新发布的《新型冠状病毒肺炎诊疗方案（试行第六版）》[2]和华中科技大学同济医学院附属同济医院《关于新型冠状病毒感染的肺炎中医诊疗方案和预防方案》[1]，建议孕妇的预防以佩戴口罩、远离发病区和避免人员聚集易致的交叉感染为主要防护措施，为减少药物对胎儿的影响，不推荐孕妇使用中药进行预防。对孕妇中的疑似病例以及确诊的轻型、普通型病例可以口服中药治疗，重症或危重症孕妇及时终止妊娠后可使用中药治疗，知情同意、要求继续妊娠者可使用口服中药，必要时鼻饲或静脉滴注中药注射剂。产妇因不建议哺乳，服用中药相对是安全的。

一、妊娠合并新型冠状病毒肺炎使用中成药的妊娠安全

（一）疑似或确诊的轻症、普通型妊娠患者

乏力伴发热者，首选金叶败毒颗粒，一次 1 袋，一天 3 次；疗程 1~2 周，或连花清瘟胶囊，一次 4 粒，一天 3 次；乏力伴胃肠不适者，可选用藿香正气（浓缩蜜丸或口服液），一次 8 粒或 1 支，一天 3 次。腹泻患者可选用黄连素一次 0.3g，一天 2~3 次。

1. 金叶败毒颗粒 金叶败毒颗粒由金银花、鱼腥草、大青叶、蒲公英组成。主治新型冠状病毒肺炎证属风温肺热证型，表现为

发热、咳嗽、咽痛、咳痰、口渴、头痛、身热无汗或少汗，舌边尖红，苔薄白，脉浮数。具有清热解毒，宣肺解表功效。现代药理学研究表明金叶败毒颗粒具有抗病毒、解热抗炎、抗菌、抑制内毒素的药理作用[3]。郑红兵等人观察了金叶败毒颗粒对孕早期豚鼠脏器巨细胞病毒感染的影响，发现金叶败毒颗粒不仅可以减少病毒血症的发生率和中毒症状，并且可减少唾液腺、脑组织、胸腺、子宫、心脏、脾脏等重要器官的感染率，在减少病毒宫内传播及病毒感染所致的脑损伤方面有积极的意义[4]；李伟等人的动物实验研究证实该药等降低妊娠中期巨细胞病毒感染引起的母豚鼠感染率、胎盘感染率、胎仔感染率及胎仔死亡率[5]；赵捷等人经动物实验证实金叶败毒颗粒毒副作用极小，对母体、子代均无不良影响，对胚胎和胎儿无毒性和致畸作用，能显著提高母体免疫功能，有效预防和治疗孕期感染性疾病[6]；陈素华、闻良珍等学者报道金叶败毒颗粒治疗巨细胞病毒活动性感染孕妇子代生长发育的影响，发现孕期金叶败毒治疗不仅可以降低巨细胞病毒宫内传播率，降低胎盘阳性率，大大减少了流产、死胎、先天畸形等子代生长发育异常[7]，而且维持了良好的胎盘功能，为子代生长发育提供了良好的宫内环境，有利于改善子代在宫内的生长发育[8,9]。基于孕妇临床使用金叶败毒颗粒抗巨细胞病毒感染，未发现生殖不良事件的报道，推荐合并新型冠状病毒肺炎的孕妇证属风温肺热证型者优先使用。

2. 连花清瘟胶囊　连花清瘟胶囊由连翘、金银花、炙麻黄、炒苦杏仁、石膏、板蓝根、绵马贯众、鱼腥草、广藿香、大黄、红景天、薄荷脑、甘草组成，淀粉为辅料[10]。具有清瘟解毒，宣肺泄热的功效。用于治疗流行性感冒属热毒袭肺证，症见发热或高热，鼻塞流涕，咳嗽，咽干咽痛，恶寒，肌肉酸痛，头痛，舌偏红，苔黄或黄腻等。目前暂无连花清瘟胶囊生殖安全的研究与论述，该药副作用与禁忌尚不明确，说明书指出孕妇、哺乳期妇女应在医师指导下服用。有学者报道了方中金银花经乙醇提取后之水煎浸膏对小鼠、狗、猴等多种动物有明显的终止妊娠作用，尤其对小鼠、狗有明显的抗早孕作用，小鼠腹腔注射金银花提取物(660mg/kg)，可终止小鼠早、中、晚期妊娠[11]。王小勇报道了孕小鼠注射麻黄素后对仔鼠大脑发育的影响具有长时程效应，妊娠早期接触麻黄素对仔鼠脑神经元的迁移具有毒性作用[12]。Miller KW、Anderson JL 等学者报道了饲喂高剂量苦杏仁苷饲料 18 周的繁育大鼠的后代的 3 天存活指数、泌乳指数和断奶重量都低于低苦杏仁苷组[13]。《中华人民共和国药典》(2015 版)(以下统称《药典》)记载，慎用绵马贯众，药性苦，微寒，有小毒[10]；孕妇慎用大黄，且 Wang HF、Guo B 等学者报道了大黄致妊娠小鼠流产的剂量相当于临床剂量 12.5~35.0g/d，提示如果按照人 15g/d 给药，大黄可能会导致生殖毒性[14]。故建议慎用，必要时知情同意，在医师指导下使用。

3. 藿香正气胶囊(丸、口服液)　藿香正气(浓缩蜜丸或口服液)由藿香、茯苓、大腹皮、紫苏叶、白芷、橘皮、桔梗、苍术、厚朴(姜炙)、生半夏、甘草组成。主治暑湿感冒，具有解表退热，和中理气功效。临床研究显示，藿香正气方具有较好的安全性，在西医常规的基础上加用藿香正气方未增加不良反应，值得临床推广[15-16]。根据《药典》(2015)，藿香正气丸中 11 味药均不在孕妇禁用药或慎用药范畴。目前尚无生殖不良事件的临床报道，但有动物实验表明广藿香的主要药效成分广藿香油，及广藿香油的主要成分广藿香醇和广藿香酮对斑马鱼均有对斑马鱼胚胎发育有致畸毒性和心脏毒性，且在斑马鱼胚胎的整个孵化期，广藿香醇、广藿香酮的毒性大于广藿香油，而广藿香酮的毒性最大。三种药物随时间的增加，其毒性在斑马鱼体内均有蓄积效应[17]；生半夏的小鼠生殖毒性实验结果显示，生半夏有一定致畸胎、死胎率，且对母鼠有一定肝肾毒性[18]。故建议慎用，必要时知情同意，在医师指导下使用。

4. 黄连素　黄连素亦称小檗碱，是从中药黄连中分离的一种季铵生物碱。主治新型冠状病毒肺炎证属湿热泄泻。证见泄泻腹痛，泻下急迫，或泻而不爽，粪色黄褐，气味臭秽，肛门灼热，或身热口渴，小便短黄，舌苔黄腻，脉滑数或濡数。未见妊娠期使用黄连素发生不良妊娠事件的报道。妊娠合并新型冠状病毒肺炎患者证属湿热泄泻者可使用。

5. 金花清感颗粒　根据《新型冠状病毒肺炎诊疗方案(试行第六版)》医学观察期临床表现为乏力伴发热的患者推荐使用金

花清感颗粒[2]。由金银花、石膏、麻黄（蜜炙）、知母、连翘、杏仁、黄芩、牛蒡子、薄荷、青蒿、浙贝母、甘草十二味中药组成，用于流感风热犯肺证的治疗，具有疏风宣肺、清热解毒的功效。其中金银花、麻黄、苦杏仁、薄荷、青蒿等成分在小鼠实验中均被证实有一定的生殖毒性。刘雄在对金银花的药理研究中发现：金银花经乙醇提取后之水煎浸膏对小鼠、狗、猴等多种动物有明显的终止妊娠作用，尤其对小鼠、狗有明显的抗早孕作用[19]。曹采蘋等人给小鼠腹腔注射金银花提取物，发现其在早、中、晚期均有终止妊娠的作用[11]。麻黄素是麻黄的主要成分，属于苯丙胺类药物。孕妇吸食甲基苯丙胺可致胎儿畸形，增加早产儿、新生儿死亡和宫内死胎的发生率，麻黄素对妊娠期孕小鼠本身有危害，并会通过胎盘对体内的胎儿造成一定的影响[20]。Miller 等人发现饲喂高剂量苦杏仁苷饲料 18 周的繁育大鼠的后代的 3 天存活指数、泌乳指数和断奶重量都低于低苦杏仁苷组，提示苦杏仁会对大鼠生殖功能造成一定负面影响[13]。杨世杰等人在对家兔的药理实验中发现薄荷组的人绒毛膜促性腺激素（hCG）水平显著下降，滋养叶明显变性、坏死，提示薄荷对小鼠有抗早孕作用[21]。青蒿素可抑制大鼠蜕膜 - 胎盘组织新生血管生成，并能够使血清孕酮含量下降并损伤蜕膜和胎盘而使胚胎坏死、吸收而终止妊娠[22]。金花清感颗粒说明书提示妊娠期妇女禁用，故不推荐妊娠合并新型冠状病毒肺炎使用。

6. 疏风解毒胶囊　疏风解毒胶囊由虎杖、连翘、板蓝根、柴胡、败酱草、马鞭草、芦根、甘草组成。具有疏风清热，解毒利咽的功效。用于急性上呼吸道感染属风热症，症见发热、鼻塞，流浊涕，咳嗽，咽痛，恶风，头痛等。瞿香坤等人报道了疏风解毒胶囊联合阿比多尔治疗 COVID-19 优于单用阿比多尔，能显著缩短患者临床症状的好转时间和 SARS-CoV-2 转阴时间[23]。《药典》（2015）记载，虎杖具有散瘀之功，孕妇慎用，但暂无生殖安全研究相关报道[10]。张曙萱报道了马鞭草能明显抑制胚胎生长而使其固缩死亡，破坏滋养层细胞，对小鼠有明显的抗早孕作用[24]。然而，刘妍、温和等学者报告了小鼠母体及胚胎发育的疏风解毒胶囊安全剂量均为 37.37g/kg，按照体质量计算，该剂量相当于人用最大临床使用剂量的 81 倍[25]，故在妊娠合并新型冠状病毒肺炎时慎用，必要时知情同意，在医师指导下使用。

（二）重症或危重症妊娠患者

新型冠状病毒肺炎危重症患者临床表现为呼吸困难、动辄气喘或需要机械通气，伴神昏、烦躁、汗出肢冷、舌质紫暗、苔厚腻或燥、脉浮大无根者，《新型冠状病毒肺炎诊疗方案（试行第六版）》推荐使用中成药苏合香丸和安宫牛黄丸[2]。苏合香丸由苏合香、安息香、冰片、水牛角浓缩粉、人工麝香、檀香、沉香、丁香、香附、木香、乳香（制）、荜茇、白术、诃子肉、朱砂等成分组成，安宫牛黄丸由牛黄、水牛角浓缩粉、人工麝香、珍珠、朱砂、雄黄、黄连、黄芩、栀子、郁金、冰片组成，具有清热解毒、镇惊安神、豁痰开窍功效。《药典》（2015）中明确指出，麝香、雄黄、朱砂孕妇禁用，乳香（制）、牛黄、冰片孕妇慎用[10]，苏合香丸中含有麝香、冰片、乳香（制），安宫牛黄丸含有麝香、雄黄、朱砂、冰片等成分，故妊娠合并新型冠状病毒肺炎者禁止使用苏合香丸或安宫牛黄丸。

二、妊娠合并新型冠状病毒肺炎使用中药饮片或免煎配方颗粒的妊娠安全

因体质，气候，饮食习惯，感受邪气强弱不同，新型冠状病毒肺炎患者临床表现也不同，通过中医望闻问切四诊，根据中医理论，该病可分为寒湿郁肺证、湿温郁肺型、邪郁少阳型、疫湿伤肺型、疫毒闭肺型、气营两燔型、内闭外脱型及脾肺两虚型、气阴两虚型等等多种证型，除中成药外，《新型冠状病毒肺炎诊疗方案（试行第六版）》还提出了协定方和推荐用法，多采用清热解毒，止咳化痰平喘，芳香化湿，温里祛湿，醒脑开窍，补益类等药物。

根据《药典》（2015）和相关研究，温里药附子孕妇慎用，清热解毒类中药中虎杖孕妇慎用，黄连、牡丹皮均不在孕妇禁用或慎用药范畴[10]，但已知文献报道黄连、牡丹皮有一定生殖毒性[26]；马鞭草对小鼠有明显的抗早孕作用[24]；大青叶煎剂对离体豚鼠子宫平滑肌有兴奋作用，小剂量（0.1g）产生有力的节律性收缩，增大剂量（0.25g）呈现持续较久的强直性收缩[27]；青蒿琥酯能使血清孕

酮含量下降并损伤蜕膜和胎盘而使胚胎坏死、吸收而终止妊娠，大鼠于妊娠6~10天皮下注射青蒿琥酯可使大鼠终止妊娠，ED50为13.81mg/kg[28]。解表类中药中，妊娠早期接触麻黄素对仔鼠脑神经元的迁移具有毒性作用[12]，伪麻黄碱对大鼠具有致畸作用[29,30]；细辛的挥发油中含有黄樟素，小鼠试验表明黄樟油有胚胎毒性作用，给药组母鼠体重明显降低，胎鼠不能正常增重，死胎率明显增加[31]。止咳化痰平喘类中药中，饲喂高剂量苦杏仁苷饲料18周的繁育大鼠的后代的3天存活指数、泌乳指数和断奶重量都低于低苦杏仁苷组，提示苦杏仁会对大鼠生殖功能造成一定负面影响[13]；夏林纳等人在药理实验中发现半夏蛋白在大剂量时对小鼠能产生明显的抗早孕作用，抗早孕率100%，认为是半夏蛋白导致蜕膜变性，胚胎失去蜕膜的支持而流产[32]。化湿作用的中药中，《药典》记载生薏苡仁孕妇慎用[10]，且Tzeng H P，Chiang W C等学者报道了给妊娠第6天的大鼠以灌胃方式给予薏苡仁水提物1g/(kg·d)，在妊娠第20天检查发现胎仔吸收率和着床后的死亡率明显增加，子宫自发性收缩显著增强，显示出了抗大鼠生育作用[33]；广藿香油、广藿香醇和广藿香酮对斑马鱼均有胚胎发育毒性[17]；在胚胎毒性试验中，和厚朴酚微乳注射液在剂量为600、2 000μg/kg具有胚胎毒性[34]。Deb AK，Dutta S等学者报道了，妊娠妇女每天摄入4枚或更多槟榔与其分娩的婴儿死亡经历独立相关[35]，另槟榔果的主要成分槟榔碱可产生胚胎毒性，影响胚胎发育[36]。具有泻下作用的大黄，15g/d给药可能会导致生殖毒性[14]，且大黄常用于异位妊娠的中药保守治疗[37]。具有收涩作用的五味子都在动物实验中表现出对胚胎的毒性，喂饲大鼠90天发现，五味子4g/kg剂量组能明显增加妊娠大鼠迟死胎、吸收胎、早死胎的数量，降低了动物的胚胎成活率，推测其可能对孕早期有一定的影响[38]。以上中药不推荐在妊娠合并新型冠状病毒肺炎处方中使用，妊娠合并新型冠状病毒肺炎需要中药治疗时，需知情同意，应在中医妇科医师指导下，按照中医理论辨证加减处方。

中医理论认为新型冠状病毒肺炎病因病机与湿、毒、瘀密切相关，有从热化，寒化两种情况，若向疫毒闭肺，或气营两燔证发展，进而会出现内闭外脱证危重症，湖北武汉 2019 年冬季为少见的暖冬，湿气较重，故推荐妊娠合并新型冠状病毒肺炎轻症，普通型以茵陈 20g，黄芩 15g，草果 20g，砂仁 6g 苏梗 10g 为基础方，临证加减。

三、妊娠合并新型冠状病毒肺炎使用中药静脉制剂的妊娠安全

静脉注射液具有起效快，避免了使用辅助呼吸支持下，不方便口服给药的问题。《新型冠状病毒肺炎诊疗方案（试行第六版）》根据新型冠状病毒肺炎患者的临床表现和疾病进展特点，及中医辨证思维，推荐了以下几种中药注射剂。

1. **喜炎平注射液**　喜炎平注射液为中成药制剂，具有清热解毒，止咳止痢的功效。其主要成分为穿心莲内酯磺化物，可抑制病毒中脱氧核糖核酸核酸（DNA）的合成，从而阻止其复制和增殖；还能抑制前列腺素的合成，改善血管通透性，改善微循环，提高巨噬细胞或中性粒细胞的吞噬功能，调节机体免疫，发挥抗炎作用。临床中广泛用于支气管肺炎、呼吸道感染、流行性腮腺炎等的治疗[39]。穿心莲水煎剂腹腔注射，对小鼠各个时期的妊娠，包括着床期的妊娠和早、中、晚期，以及兔的早期妊娠都有显著的终止作用[27]。其对雄性小鼠也具有明显的生殖毒性和抗生育能力，可导致胚胎发育异常，精子数量和存活率降低[40]。薛佳、李文兰等人研究发现穿心莲内酯对小鼠具有生殖毒性，且存在一定的实现关系及量效关系[40,41]。故妊娠早期禁用。妊娠中晚期若病情需要，可知情同意后在医师指导下使用。

2. **血必净注射液**　血必净注射液来源于清代名方血府逐瘀汤，由红花、赤芍、川芎、丹参、当归 5 味中药提取而成，具有化瘀解毒、舒经通络等功效，主要用于发热、喘促、心悸等瘀毒互结证[42]。方中红花乃破血类中药，易致流产，赵云龙等人观察了用含生药 2g/kg 的红花煎剂思维妊娠大鼠，发现大鼠完全流产率高达 25%，胚胎未成形率为 35%，母体体重增长缓慢（$P<0.05$），肝重指数及肾重指数均有所增高，胚胎宫内生长迟缓率（IUGR）高达 100%[43]。

故孕妇禁用。

3. 热毒宁注射液　热毒宁注射液由青蒿、金银花、栀子组成，辅料为聚山梨酯 80。具有清热、疏风、解毒的功效。用于外感风热所致感冒、咳嗽，症见高热、微恶风寒、头痛身痛、咳嗽、痰黄。任越等人基于花生四烯酸代谢通路关键靶点抑制剂的药效团模型，筛选中药化学成分数据库，结合新型冠状病毒治疗方剂进行分析，发现热毒宁注射液对花生四烯酸通路具有潜在抑制作用，可能通过缓解“细胞因子风暴”抑制新型冠状病毒引起的肺炎[44]。青蒿，金银花生殖毒性文献报道同上述。栀子暂无生殖毒性的研究与论述。本品尚无孕妇使用的临床研究资料。若病情需要，可知情同意后在医师指导下使用。

4. 痰热清注射液　痰热清注射液由黄芩、熊胆粉、山羊角、金银花、连翘组成，辅料为丙二醇。具有清热，解毒，化痰的功效。用于风温肺热病属痰热阻肺证，症见发热、咳嗽、咳痰不爽、口渴、舌红、苔黄等。可用于急性支气管炎、急性肺炎（早期）出现的上述症状。如前所述，任越等人发现痰热清注射液也对花生四烯酸通路具有潜在抑制作用，可能通过缓解“细胞因子风暴”抑制新型冠状病毒引起的肺炎[44]。金银花生殖毒性文献报道同上述。该药物说明书提出禁用于孕妇及 24 个月以下婴幼儿。故不推荐孕妇使用。

5. 醒脑静注射液　系多个国药准字批号由多个厂家生产。成分为麝香、郁金、冰片、栀子。具有清热解毒，凉血活血，开窍醒脑功效。麝香为孕妇禁用药范畴、冰片为慎用药范畴[《药典》(2015)][10]。故孕妇禁用。

6. 参附注射液　系多个国药准字批号由多个厂家生产。成分为红参、附片。具有回阳救逆，益气固脱功效。附子为孕妇慎用药范畴[《药典》(2015)][10]。若病情需要，可知情同意后在医师指导下使用。

7. 生脉注射液　主要成分为红参、麦冬、五味子，具有益气养阴，复脉固脱的作用。五味子生药喂饲能明显增加妊娠大鼠迟死胎、吸收胎、早死胎的数量，降低了动物的胚胎成活率[39]。但无人体试验数据。故不推荐新型冠状病毒肺炎的妊娠患者使用，若病情需要，需知情同意后在医师指导下使用。

8. 参脉注射液　主要成分是红参、麦冬，具有益气固脱，养阴生津，生脉的作用。目前孕妇临床使用参麦注射液未见有发生不良生殖事件的报道，推荐妊娠合并新型冠状病毒肺炎的患者证属内闭外脱型使用，但使用过程仍需慎重，需在医师指导下使用。

（陈　琢）

参考文献

［1］华中科技大学同济医学院附属同济医院．关于新型冠状病毒肺炎中医诊疗方案及预防方案，内科急危重症杂志，2020，26(1)：6.

［2］中华人民共和国国家卫生健康委员会，国家中医药管理局．新型冠状病毒感染的肺炎诊疗方案(试行第六版).2020-02-18.

［3］余山琴．急性上呼吸道感染的临床表现与金叶败毒颗粒应用效果探究．中国社区医师，2019，35(04)：123-126.

［4］郑红兵，陈素华，熊锦文，等．金叶败毒颗粒对孕早期豚鼠脏器巨细胞病毒感染的影响．中国中西医结合杂志，2005(S1)：143-145.

［5］李伟，熊锦文，陈娟娟，等．金叶败毒颗粒防治妊娠中期巨细胞病毒宫内感染的实验研究．医药导报，2015，34(05)：585-588.

［6］赵捷，闻良珍，陈素华，等．金叶败毒颗粒对孕鼠免疫和生殖功能影响的研究．中成药，2003(02)：44-46.

［7］陈素华，闻良珍，王迎春．孕期中药治疗对巨细胞病毒感染孕妇子代生长发育的影响．中国实用妇科与产科杂志，2003(10)：36-38.

［8］陈素华，闻良珍，凌霞珍．孕期干预减少宫内感染所致出生缺陷的临床意义．中国妇幼保健，2003(02)：36-38，63-64.

［9］Jiang H，Chen S H，Wen L Z.Effects of Jinye Baidu Granule(金叶败毒颗粒) on Fetal Growth and Development with Maternal Active Human Cytomegalovirus Infection.Chinese Journal of Integrated Traditional and Western Medicine，2006(04)：250-254.

［10］国家药典委员会．中华人民共和国药典：2015 年版一部．北京：中国医药科技出版社，2015.

［11］曹采蘋，黄正南，钱蓓丽，等．金银花抗生育作用的研究．医药工业，1986(03)：19-21.

[12] 王小勇.中药小复方对麻黄素仔鼠大脑颞叶皮层组织结构和相关酶活性及 Bax、c-fos、TGF-β1 蛋白表达的影响.西北师范大学,2013.

[13] Miller K W, Anderson J L, Stoewsand G S.Amygdalin metabolism and effect on reproduction of rats fed apricot kernels.Journal of Toxicology and Environmental Health, 1981, 7 :3-4.

[14] Wang HF, Guo B, Ma XP, et al.Reproductive toxicity study of rhubarb extract on early pregnancy mice and its preliminary mechanism.Chin J Immunol, 2016, 32(2): 184-188.

[15] 赵宏杰,郭利平,杨丰文等.藿香正气方治疗胃肠型感冒有效性和安全性系统评价.中国中药杂志,2017,42(08):1495-1499.

[16] 宋宾.藿香正气胶囊治疗胃肠型感冒的疗效及安全性.内蒙古中医药,2017,36(Z1):22-23.

[17] 杨雨婷,何育霖,张雪,等.广藿香油及其主要成分对斑马鱼胚胎发育毒性的比较研究.中国民族民间医药,2015,24(21):14-16.

[18] 王浩,高思华.半夏茯苓汤不同方法炮制半夏对小鼠生殖毒性的作用.吉林中医药,2014,34(06):627-629.

[19] 刘雄,高建德.金银花质量控制、化学成分及药理学研究进展.甘肃中医学院学报,2006(04):46-49.

[20] 孟茹,安晶晶,俞诗源,等.妊娠及哺乳期母鼠注射麻黄素对仔鼠肝组织 TGF-β1 和 c-Fos 表达的影响.动物学杂志,2015,50(03):352-358.

[21] 杨世杰,吕怡芳.薄荷油终止家兔早期妊娠及其机理的初探.中草药,1991,22(10):454-457.

[22] 周慧君,娄小娥,王明强,等.青蒿琥酯抑制蜕膜 - 胎盘组织新生血管生成.生殖与避孕,2005(06):333-339.

[23] 瞿香坤,郝树立,马景贺,等.疏风解毒胶囊联合阿比多尔治疗新型冠状病毒肺炎的回顾性研究.中草药,2020.

[24] 张曙萱.马鞭草提取液对体外培养人早孕蜕膜细胞的影响.南京医科大学,2004.

[25] 刘妍,温和,等.疏风解毒胶囊对大鼠胚胎 - 胎仔发育毒性的研究.中华中医药杂志,2018,33(12):5596-5600.

[26] 李越.妊娠禁忌中药的文献研究.南京中医药大学,2017.

[27] 袁毅君,宋瑛.清热类中药的抗生育作用.天水师范学院学报,2001(05):28-30.

[28] 娄小娥,周慧君.青蒿琥酯对大鼠孕酮、雌二醇和蜕膜组织的影响.药学学报,2001(04):254-257.

[29] 苗明三,杨桂芳.中药的三致作用.河南中医药学刊,2002(01):1-3.

[30] 孙晓英,张振军,边学峰等. 伪麻黄碱对大鼠致畸作用研究. 癌变·畸变·突变,2006,18(1):68-70.

[31] 尚艳楠,蒲韵竹,李小满,等. 细辛脑对斑马鱼胚胎发育及运动行为的影响. 国际药学研究杂志,2015,42(02):176-182.

[32] 夏林纳,李超莉. 半夏蛋白对小鼠的抗生育作用及抗早孕的机理探讨. 上海第一医学院学报,1985(03):193-198.

[33] Tzeng H P,Chiang W C,Ueng T H,et al.The abortifacient effects from the seeds of Coix lachryma-jobi L.var.mayuen Stapf..J Toxicol Environ Health A,2005,68(17/18):1557-1565.

[34] 张倩倩.SD 大鼠和厚朴酚微乳注射液 30 天反复给药毒性及胚胎毒性试验. 中国毒理学会,2015 :159-160.

[35] Deb AK,Dutta S,Hnichho C,et al.A case control study investigating factors associated with high infant death in Saiha district of Mizoram, India bordering Myanmar.BMC pediatr,2017,17(1):23.

[36] 周思安,刘斯薇,金力行等. 槟榔碱对生殖与泌尿系统的影响. 国际生殖健康 / 计划生育杂志,2019,38(5):413-417.

[37] 任红伟,刘春丽,孙彦平. 中西医结合治疗输卵管妊娠临床疗效观察. 辽宁中医药大学学报,2010,12(02):166-167.

[38] 丁涛,刘博,王鑫,等. 五味子对大鼠 90d 喂养亚慢性毒作用及胚胎试验研究. 毒理学杂志,2017,31(01):60-62,66.

[39] 焦方刚. 喜炎平注射液联合酚妥拉明治疗重症肺炎的临床研究. 现代药物与临床,2019,34(11):3280-3283.

[40] 李文兰,丁振铎,王铁山,等. 穿心莲生殖毒性的量效关系研究. 哈尔滨商业大学学报(自然科学版),2013,29(03):257-261.

[41] 薛佳,李文兰,王学志,白晶. 穿心莲生殖毒性的时效关系研究. 哈尔滨商业大学学报(自然科学版),2011,27(05):645-648,666.

[42] 聂爱蕊,郭中坤,张雨,等.211 例血必净注射液不良反应的文献分析. 海峡药学,2019,31(11):246-249.

[43] 赵云龙,冯蓓,周宜,张静. 红花妊娠毒性选择性表达的实验研究. 辽宁中医杂志,2011,38(11):2274-2276.

[44] 任越,姚美村,霍晓乾,等. 抗新型冠状病毒方剂基于花生四烯酸代谢通路防治“细胞因子风暴”的研究. 中国中药杂志.2020.